T0278420

TODO LO QUE NECESITAS SABER SOBRE LA LACTANCIA

Linda D. Dahl, M.D.

TODO LO QUE NECESITAS SABER SOBRE LA LACTANCIA

Una guía paso a paso

Urano

Argentina – Chile – Colombia – España
Estados Unidos – México – Perú – Uruguay

Título original: *Better Breastfeeding*
Editor original: Penguin Random House LLC.
Traducción: Jeannine Emery

1.ª edición Marzo 2024

Plaza de los Reyes Magos, 8, piso 1.º C y D – 28007 Madrid
www.edicionesurano.com

ISBN: 978-84-18714-45-0
E-ISBN: 978-84-19936-49-3
Depósito legal: M-427-2024

Fotocomposición: Ediciones Urano, S.A.U.

Impreso por: Rotativas de Estella – Polígono Industrial San Miguel Parcelas E7-E8
31132 Villatuerta (Navarra)

Impreso en España – *Printed in Spain*

Para Jodi.

ÍNDICE

CUARTA PARTE
La separación

INTRODUCCIÓN

El salvaje Oeste del mundo de la lactancia

La mayoría de los cuatro millones de madres que dan a luz cada año en Estados Unidos (y 130 millones en todo el mundo) intentan amamantar. A veces sucede fácilmente y, cuando es así, lo llamamos natural. Pero la naturaleza es complicada; está repleta de accidentes e intentos fallidos, y es ahí donde interviene la medicina moderna. Tomemos el parto como ejemplo. Es la segunda causa de muerte entre las mujeres en edad fértil en todo el mundo y la décima en Estados Unidos. Si no fuera por las intervenciones médicas como las cesáreas, esa cifra sería mucho más elevada. Y el embarazo no es diferente. Algunas mujeres pasan años y gastan muchísimo dinero intentando quedarse embarazadas. Natural no significa necesariamente automático. Como ocurre con cualquier otra área de la experiencia humana, agradecemos no estar totalmente a merced de la naturaleza. Pero, por alguna razón, cuando se trata de la lactancia materna, se nos hace creer que la naturaleza hará que funcione siempre.

La verdad es que la mayoría de las madres necesita ayuda para dar el pecho, y una buena parte de esas madres fracasa. Y, lo que es peor, se las anima, halaga, empuja y convence para que den el pecho por todos sus beneficios, mientras que el impacto negativo de intentarlo y fracasar se ignora por completo. Fracasar en la lactancia es una de las cosas más terribles que le pueden ocurrir a una madre primeriza. No solo aumenta las probabilidades de que sufra depresión posparto, sino que también puede hacer más difícil que se vincule con el bebé. Esto no es solo desafortunado; es cruel. Lo sé porque a mí me ocurrió.

Me quedé embarazada al final de mi residencia de otorrinolaringología. Aunque no era el momento ideal, me pareció obvio que tenía que dar el pecho. Sabía que era lo mejor para mi bebé y recé para que eso creara un vínculo entre nosotras que durara más que mis escasas seis semanas de permiso de maternidad. Supuse que tendría dificultades, como encontrar un lugar decente para bombear y sacarme la leche en el hospital, y utilizar almohadillas de lactancia para evitar que los pechos gotearan durante las cirugías. Pero no sabía que mis preocupaciones iban en la dirección equivocada.

Cuando nació mi hija, empezamos con buen pie. Se prendió al pecho enseguida y estaba siempre agarrada a mis pechos. Aunque yo tenía los pezones irritados, ella parecía bastante contenta. Sin embargo, al segundo día, la irritación se convirtió en un dolor persistente que, según me aseguraron, formaba parte del proceso de endurecimiento. «Duele aunque no tendría que doler», me dijo una de las parteras.

Así que seguí adelante, repitiéndome frases hechas para fortalecer mi entusiasmo, que iba mermando. «El que algo quiere, algo le cuesta», para los conductos obstruidos y abultados que llenaban mis pechos. «Si fuera fácil, cualquiera podría hacerlo», para esos días interminables que se convertían en noches en las que amamantaba cada dos horas durante una hora. «Nadie dijo que fuera fácil», para bombear y obtener solo 15 ml de leche. De ambos pechos.

Al cabo de dos semanas, consulté al pediatra de mi hija para asegurarme de que lo que estaba atravesando era normal. No quería quejarme. Me habían dicho que todas las mujeres pueden amamantar, y no quería ser una de esas madres egoístas que elegían *no* hacerlo. Pero mi experiencia me parecía un poco extrema.

«La niña ha perdido algo de peso —me dijo el pediatra—, pero eso es normal en las primeras semanas. Sigue amamantándola y dale algunos biberones con leche de fórmula, solo para prevenir». ¿Leche de fórmula? La leche de fórmula era para las que abandonaban. Yo no abandonaba. Solo necesitaba ayuda especializada. Así que me apunté a un grupo de apoyo a la lactancia.

Lo que al principio parecía una reunión de mentes afines rápidamente se convirtió en una competencia preocupante. Las otras madres no amamantaban tan seguido. Y cuando se llevaban al pecho a sus bebés, mucho más gordos que la mía, no veía ningún pezón sangrando.

Entonces llegó el momento de pesar a los bebés.

Después de amamantar durante apenas 20 minutos, cada bebé había tomado entre 60 y 90 ml. La mía, menos de 30 ml.

Con el ceño fruncido, la asesora de lactancia me dio el número de teléfono de una consultora de lactancia privado. Me aseguró que todas las mujeres podían amamantar, así que debía seguir intentándolo. Pero, para estar a salvo, también debía considerar suplementar la leche materna con el enemigo líquido.

La consultora privada tampoco fue de mucha ayuda. Después de gastar una pequeña fortuna, me fui sin respuestas. No consiguió que mi hija se agarrara al pecho mejor de lo que yo había podido, y, tal como se vio después, no tenía sentido intentarlo. Después de solo cuatro semanas, mi producción quedó reducida a nada. Ni siquiera me sirvió el sacaleches del hospital que la consultora insistió en que le alquilara. Durante los cuatro meses siguientes, aunque me colocaba el sacaleches cumplidamente, mi suministro se mantuvo constantemente bajo, en solo 56 ml en todo el día.

Cuando por fin me di por vencida, miré atrás y me pregunté en qué me había equivocado. Había pedido ayuda y seguí los consejos que me dieron. Ellos eran los profesionales, ¿no? Aunque estaba estudiando para ser cirujana, seguía siendo una madre primeriza que no sabía lo que estaba haciendo. El fracaso había sido, obviamente, culpa mía. Porque todas las mujeres pueden dar el pecho.

Ojalá pudiera decir que mi historia es solo mi historia, pero, por desgracia, es la historia de innumerables mujeres. Cada año nacen casi cuatro millones de bebés en Estados Unidos. Y aunque, según el informe sobre lactancia materna de los Centros para el Control y la Prevención de Enfermedades (CDC) de 2018, el 83,2 por ciento de esas mamás intentan amamantar, menos de la mitad (46,9 por ciento) se encuentran amamantando con éxito al cabo de tres meses. Si bien el debate acerca del motivo por el que estos índices son tan bajos podría extenderse durante días, las cifras y los porcentajes no reflejan las experiencias individuales. Cuando son las tres de la mañana y eres una madre primeriza con los pezones sangrantes y un bebé insaciable, las experiencias individuales son lo único que importa.

La verdad es que entre el 20 y el 25 por ciento de las madres no puede amamantar con éxito por mucho que lo intente. Y, en el actual entorno que «favorece la lactancia materna», la presión para que la madre dé el pecho es aún más intensa. Aunque el apoyo a la lactancia materna vaya en aumento, los consejos de los profesionales de la salud son confusos y, a menudo, directamente erróneos. Hay más profesionales de la salud que nunca a favor de dar el pecho, pero lo que saben los médicos sobre las dificultades y los fracasos que implica ha quedado completamente obsoleto. Los médicos no están formados para ayudar con la lactancia, pero eso no les impide repartir opiniones bajo la apariencia de hechos. Y las consultoras de lactancia, que suelen tener poca o ninguna formación médica, se han convertido en las expertas. Desesperadas, las madres recurren a Internet y a foros en línea y acaban aún más desorientadas y frustradas. Si las cosas funcionan, es estupendo. Todo el mundo se atribuye el mérito. Si no, las madres son llevadas por un costoso camino de dolor y sufrimiento, solo para acabar, inevitablemente, en un callejón sin salida. La tragedia es que, cuando finalmente se rinden, es a ellas a quienes culpan del fracaso.

Hay muchos libros sobre la lactancia materna. ¿En qué se diferencia este del resto? En primer lugar, casi todos los demás libros parten de la perspectiva anticuada y condescendiente de que todas las mujeres pueden dar el pecho si se esfuerzan lo suficiente. En lugar de diferenciar entre lo normal y lo anormal, consideran todas las experiencias de dar el pecho como parte de un continuo de normalidad. Esos libros se centran en evitar y superar las dificultades habituales de la lactancia, sin explicar por qué se producen para empezar. Incluso en las nuevas ediciones, la mayoría de estos libros están muy desactualizados.

Forman parte de un paradigma anticuado. Ninguno habla de la anquiloglosia (frenillo lingual corto) ni de las innumerables restricciones orales que actualmente se encuentran sobrediagnosticadas. No hay consenso sobre lo que estos diagnósticos significan en realidad. Ninguno de estos libros está escrito por un médico que entienda las dificultades anatómicas y fisiológicas de la lactancia fallida. Ninguno de estos autores admitirá siquiera que algunas madres no podrán dar el pecho pase lo que pase.

La lactancia materna no siempre es una opción. Para muchas ni siquiera es posible. Hay una línea muy delgada entre apoyar la lactancia materna y avergonzar a las mujeres que no la practican o *no pueden practicarla.*

Para muchas madres, la lactancia materna se ha convertido en una fuente de estrés aún mayor que el embarazo y el parto. Puede que el dar el pecho sea lo mejor, pero no si tu bebé no puede extraer tu leche. ¿Cómo se supone que vas a amamantar con un dolor agonizante? ¿Dónde está el dichoso incremento de los niveles de oxitocina? ¿No es acaso la finalidad de la lactancia facilitar el vínculo con tu bebé? Nadie habla de que el amamantamiento doloroso puede, de hecho, perjudicar tu capacidad de establecer el vínculo. Y, si lo mencionas, te llaman egoísta y hacen que te sientas avergonzada. Como me pasó a mí.

Cuando empecé a ejercer, pasé años tratando de entender lo que me había pasado. Las mamás y los bebés solían venir al consultorio pediátrico que me había contratado, y yo, en lugar de desentenderme de su difícil situación, las escuchaba. Primero como *madre* y luego como médica. Sus historias eran tan parecidas a la mía que sabía que tenía que haber una explicación subyacente.

Lo que siguió fue una inmersión profunda en el complejo e intrincado proceso de la lactancia materna. Aprendí sobre el anquiloglosia (frenillo lingual corto) y el tratamiento estándar, que consistía en cauterizar (quemar) la boca del bebé para detener la hemorragia. Adapté el procedimiento, realizándolo con más precisión, y conseguí que los bebés tomaran el pecho inmediatamente después, y así se evitara la cauterización. Los resultados fueron extraordinarios. Los bebés se agarraban al pecho enseguida; los infortunios de las madres desaparecían al instante. Había dado con algo.

Mi impulso por acabar con el sufrimiento me llevó más allá del simple frenillo corto y me condujo al territorio inexplorado de la mecánica de la apertura de la boca y el agarre. Aprendí cómo las muchas variables y partes móviles de la boca deben funcionar de forma independiente y sincronizada para que la lactancia tenga éxito. Me formé con profesionales de distintos campos, como la medicina china y la osteopatía. Aprendí de consultoras de lactancia experimentadas. Estudié a mis pacientes, registré mis hallazgos y, después de muchos años, resolví un problema muy antiguo. Entendí cómo funciona la lactancia, por qué falla, cómo solucionarlo y cómo saber cuándo no va a funcionar por mucho que lo intentes. Desarrollé un nuevo paradigma de la lactancia materna.

Corrió la voz sobre mi trabajo, y las madres y los bebés con problemas vinieron de todas partes porque nadie más podía ayudarlos. Durante casi dos décadas, he tratado a más de 22.000 parejas de madres y lactantes en Nueva York y alrededores. Me conocen como la gurú de la lactancia materna. Algunos me llaman «la encantadora de bebés». Pero solo soy una madre con el corazón roto que se ve reflejada en todas las madres con dificultades, y que veo a mi hija en todos sus bebés.

Estoy feliz de haber podido ayudar a tantos en mi consulta. Estoy agradecida de haber podido enseñar a tantos profesionales de la salud a través de conferencias y de mi guía clínica. Pero quiero llegar directamente a las madres, para que sorteen los mensajes anticuados que te instan a esforzarte y a sufrir más. Os merecéis algo mejor. Por eso he escrito este libro.

Todo lo que necesitas saber sobre la lactancia es un resumen basado en hechos de cómo debe funcionar la lactancia, para que puedas entender *por qué* las cosas están funcionando o no. Solo entonces podrás tomar decisiones informadas sobre hasta dónde estás dispuesta a llegar para intentar remediar los problemas. Puede parecer intimidante, pero no tiene por qué serlo. Quiero que estés totalmente preparada para cualquier posibilidad.

Este libro te empoderará con hechos en lugar de tranquilizarte con opiniones. Te guiará por el laberinto de este proceso tan complejo, que a veces es hermoso y, a veces, horrible. También te protegerá de una creciente industria de «expertos» en lactancia materna que están haciendo una fortuna con la lactancia fallida y creando diagnósticos para justificar procedimientos innecesarios. Se puede ganar mucho dinero con el fracaso. Y aún más dinero si crees que es culpa tuya.

Todo lo que necesitas saber sobre la lactancia es lo que tú, una madre lactante, necesitas saber antes y durante tu experiencia lactando para que te sientas empoderada en tu primer acto como madre, independientemente de si decides continuar con la lactancia.*

---

* *N. del T:* Para evitar confusiones, alternaré entre los pronombres él y ella en cada capítulo. Los capítulos impares son él, y los capítulos pares son ella. Entiendo que esto puede no incluir a todo el mundo, pero facilita la lectura del libro. Cuando se trata de la lactancia materna, el sexo del bebé no determina los resultados. Sencillamente, estamos acostumbrados a hablar de los bebés de forma binaria.

PRIMERA PARTE

Principios básicos de dar el pecho

1

Pechos estresados: ¿la lactancia materna es para ti?

Durante mucho tiempo nos han dicho que amamantar es la mejor opción. Esto es cierto en gran medida, especialmente cuando se puede hacer con facilidad. Pero, cuando algo se consigue fácilmente, lo damos por sentado. Lo llamamos normal. Suponemos que todas las madres podrán amamantar con la misma abundancia de leche, y que todos los bebés encontrarán el pezón. Escuchamos una y otra vez que alimentar a nuestro bebé es algo natural, y que la naturaleza siempre provee. Dadas las circunstancias, ¿quién no querría amamantar?

La verdad es que dar el pecho no es diferente de cualquier otra cosa. A veces es fácil. A veces es difícil. Suele haber una curva de aprendizaje. E, incluso si planeas dar el pecho mucho tiempo, es posible que no llegues a la meta, pues no todo el mundo lo consigue. Se habla mucho de los beneficios: proporciona nutrientes, brinda inmunidad, fortalece el vínculo afectivo… la lista es interminable. Pero lo que no escuchamos con suficiente frecuencia es que, para algunas de los millones de madres que dan a luz cada año, la lactancia materna es imposible por razones biológicas y fisiológicas muy reales. Para otras es, en el mejor de los casos, incómoda y, en el peor, increíblemente dolorosa. Incluso hay quienes consideran que es indeseable por toda una serie de razones, desde la estructura familiar hasta la gestión del tiempo o las complicaciones del posparto. La lactancia, al igual que el parto, no conviene a todo el mundo por igual. Lo que funciona para la mayoría de las madres no tiene por qué funcionar para ti.

Es importante que te informes antes de empezar a dar el pecho. A pesar de lo que digan los medios de comunicación, los médicos, los familiares y los amigos, las respuestas a los problemas de lactancia no siempre son evidentes. Si esperas a dar a luz para buscar ayuda, puedes acabar atrapada en el laberinto de las opiniones ajenas. Y, créeme, esas opiniones no te salvarán cuando sean las dos de la mañana y tu bebé no pueda agarrarse a tus pezones lastimados. O cuando hayas amamantado durante horas y la criatura siga hambrienta. Aunque la lactancia materna es una de las experiencias más hermosas para una madre primeriza cuando va bien, también puede ser una de las más desoladoras cuando va mal. Y esa desolación puede durar meses y años después de dejar de dar el pecho.

Si bien es maravilloso esperar que todo salga bien, también es importante prepararse para la realidad. Tu decisión de dar el pecho es tuya y solo tuya, y yo quiero contarte los hechos para que te empoderes antes de empezar.

La historia de la lactancia materna en la medicina

Hablando de hechos, ¿por qué son tan difíciles de encontrar? Como gran parte de la medicina que se refiere a lo femenino, hay poca información médica precisa sobre la lactancia materna. No existe un rango de normalidad aceptado en nuestros manuales de medicina. En los exámenes no te preguntan cómo mantener un buen suministro de leche. Como médicos, ni siquiera aprendemos cómo un bebé transfiere la leche fuera del pecho, a pesar de que es uno de los procesos biológicos más fascinantes. En lugar de eso, incluso los médicos solo contamos con folclore, pseudomedicina y desinformación. Con toda esta confusión, como madre, ¿cómo sabes a quién acudir cuando te encuentras en problemas? ¿Y por qué gran parte de lo que oyes es contradictorio y falso? Para entender este enigma tenemos que indagar en la historia de la lactancia materna en el ámbito de la medicina.

Hasta principios del siglo XX, la mayoría de los bebés de Estados Unidos nacían en casa con la ayuda de comadronas. Las comadronas fomentaban prácticas como el contacto inmediato piel con piel y mantener al bebé y la madre unidos el mayor tiempo posible. Por ello, la mayoría de las madres amamantaban. Las madres que no podían amamantar tenían dos opciones: la lactancia húmeda o la lactancia seca. La lactancia húmeda consistía en que otra madre que ya producía leche materna (normalmente de un embarazo reciente) amamantara al bebé. Era la opción más popular y, en un momento dado, la de las nodrizas o amas de leche era una profesión muy organizada de mujeres que acababan de perder un bebé o tenían dificultades para subsistir. La lactancia en seco consistía en dar al bebé alimentos sólidos, como arroz molido o algún otro cereal, y leche de un animal, como la vaca, la oveja o la cabra.

En 1900, cuando la medicina alopática se estaba convirtiendo en una nueva profesión, los médicos empezaron a involucrarse. A medida que el ejercicio de la medicina se afianzaba, el parto también se fue medicalizando. Los médicos hombres —no se admitían mujeres en las facultades de medicina— seguían una corriente de opinión muy diferente a la de las comadronas. Creían que el embarazo era una enfermedad que requería la mayor cantidad de intervención posible. Se animaba a las madres a dar a luz en los hospitales. Les daban medicamentos y las hacían someterse a procedimientos que, en realidad, *aumentaban* la mortandad en el parto tanto para ellas como para los bebés. Incluso se separaba a los bebés de sus madres nada más nacer.

Los médicos también tenían opiniones firmes sobre la leche materna humana y pensaban que era mala para los bebés. En su lugar, animaban a las madres a utilizar leche animal evaporada. Cuando los bebés empezaron a desarrollar escorbuto y raquitismo, se recomendó una «fórmula» con aditivos, como el aceite de hígado de bacalao y el zumo de naranja. Los médicos incluso emitían recetas para ello.

Irónicamente, aunque se creía que estos primeros brebajes eran más saludables, los bebés alimentados con fórmula sufrían muchas más infecciones bacterianas que sus pares amamantados. Pero, a medida que la profesión médica se fortalecía, también lo hacía la influencia de los médicos y sus consejos erróneos.

La alimentación industrializada del lactante siguió un curso similar. Elijah Pratt inventó la tetina de goma en 1845. Poco después, en 1867, Justus von Liebig fabricó la primera leche de fórmula disponible en los comercios. Alfred Bosworth inventó Similac (que significa «similar a la lactancia») en la década de 1920, a la que siguieron otras fórmulas. Incluso a finales de los años treinta, la leche evaporada siguió utilizándose como alternativa porque era barata, fácil de conseguir y «los estudios clínicos demostraban» que era tan buena como la leche materna.

Con todas estas opciones, no es de extrañar que la lactancia perdiera popularidad cuando cambió el papel de la mujer en el trabajo. Durante la Segunda Guerra Mundial hubo un gran descenso en los índices de lactancia materna en Estados Unidos. Después de la guerra, más de la mitad de los bebés tomaban algún tipo de fórmula en lugar de leche materna. En la década de 1950 ese número siguió disminuyendo, y solo una de cada cinco mujeres daba el pecho.

El 17 de octubre de 1956, un grupo de siete amas de casa católicas se reunieron en un suburbio de Chicago y decidieron hacer algo respecto a esos índices tan bajos. Querían salvar el arte de la lactancia materna y transmitirlo a otras madres. El mensaje era: «Si yo puedo hacerlo, tú también puedes». ¡Y vaya si lo consiguieron! Entre todas habían amamantado colectivamente a cincuenta y cinco niños, con un éxito arrollador. Reuniendo todo lo que sabían, crearon notas y entradas de diarios que con el tiempo se convirtieron en un libro. Ese libro, que sigue disponible hoy, se llama *El arte femenino de amamantar*. Inspirándose en un santuario de San Agustín, Florida, dedicado a Nuestra Señora de la Leche y el Buen Parto, llamaron a su grupo La Leche. Y nació una nueva era de apoyo a la lactancia materna.

Rápidamente, la Liga de la Leche pasó de ser una organización local a una nacional y, luego, internacional; y en 1964 se convirtió en la

Liga de la Leche Internacional (LLLI, por sus siglas en inglés). Su escuela de pensamiento difería mucho de lo que decían los médicos de la época. Fomentaban la cercanía de las mamás y sus bebés, animando a las madres a amamantar enseguida y durante el mayor tiempo posible. También se opusieron a la creencia de que la leche materna era mala para los bebés, tomando la postura de que era lo único que necesitaban durante los seis primeros meses.

Pero, por desgracia, La Leche no podía competir con los médicos que seguían diciendo a las madres que dejaran de amamantar. Tampoco contaban con los recursos para defenderse de las agresivas campañas de *marketing* de las empresas de leche artificial. A pesar de los continuos esfuerzos de La Leche, en 1975 el 75 por ciento de los bebés se alimentaban exclusivamente con leche de fórmula comercial.

Pero La Leche no se rindió. En 1985, un grupo de líderes de la Liga de la Leche decidió legitimar su trabajo y crear una consultoría de lactancia, fundando la Junta Internacional de Examinadores de Consultores de Lactancia (IBCLE, por sus siglas en inglés). La LLLI formaba parte del consejo y donó una gran cantidad de dinero. También creó los cursos básicos para la certificación de la junta. Para ser consultor de lactancia (IBCLC) certificado por la junta (IBCLE), además de conferencias y exámenes, los candidatos tienen que acreditar mil horas de trabajo específico de lactancia en los cinco años siguientes al examen, en un hospital, centro de maternidad o consultorio comunitario o privado, o bien quinientas horas en un programa de lactancia acreditado. Cualquier persona puede convertirse en consultor de lactancia, pero muchos consultores IBCLC son también profesionales de la salud, como enfermeras o enfermeros profesionales, que reciben formación adicional.

Según el sitio web de la junta internacional IBCLE, actualizado el 22 de febrero de 2019, actualmente hay 31.181 consultores de lactancia IBCLC en todo el mundo, más de la mitad solo en Estados Unidos. California, Texas y Nueva York tienen el mayor número de consultores de lactancia IBCLC por estado. Pero, a pesar de los mejores esfuerzos de la comunidad de lactancia, las mamás todavía no reciben el tipo de ayuda que necesitan. Estados Unidos solo ocupa el puesto vigésimo sexto en la tasa de iniciación de amamantamiento entre los países industrializados, lo que lo sitúa entre los tres últimos.

Parte del problema es que no todos los consultores de lactancia son iguales. La certificación de la junta es voluntaria, y no todos los que trabajan como consultores de lactancia reciben la misma formación. Además, solo unos pocos estados tienen juntas que expiden licencias para supervisar la responsabilidad y coherencia que ejercen los consultores de lactancia en la práctica. (Para contextualizarlo, los manicuristas y los masajistas deben tener licencia para trabajar. Si no hay una licencia, no puede perderse la licencia por no seguir los protocolos porque no hay protocolos). También significa que la mayoría de los planes de seguros no cubren sus honorarios, lo que los hace asequibles solo para unos pocos privilegiados.

Otro problema es que hay muchas personas que dan consejos sobre la lactancia pero tienen poca o ninguna formación. Hay mucha gente que «ayuda», desde consultores de lactancia a *doulas*, comadronas y parteras, pero normalmente te dan su propia versión de lo que funciona. No es de extrañar que estés confundida.

Lo que me lleva de nuevo a los médicos. Incluso con sus limitaciones, el apoyo de los expertos en lactancia al menos es algo. Por desgracia, no puedes confiar en que tus médicos te den muchos consejos sobre la lactancia materna. ¿Cómo podrían hacerlo? No forma parte de su capacitación médica. Y si quieres preguntar a un médico, ¿a cuál le preguntarías?

Los obstetras parecen una opción obvia. Aprenden todo lo que hay que saber sobre los órganos reproductores femeninos, por lo que deberían ser capaces de manejar el dolor de los senos y pezones lastimados, ¿verdad? Pues no. Los obstetras son los primeros en admitir que no saben nada sobre la lactancia materna. Saben todo lo que hay que saber sobre el embarazo, el parto e incluso los pechos no lactantes. Pero, una vez que esos pechos se convierten en fábricas de leche, los obstetras se echan las manos a la cabeza.

¿Y los pediatras? En lo que se refiere al bebé, toman el relevo de los obstetras. Son muy buenos siguiendo etapas evolutivas y realizando controles para examinar problemas congénitos, pero la especialidad de la pediatría es tratar a niños, no a adultos. Cuando se trata de la lactancia materna, se preocupan, sobre todo, por una cosa: si tu bebé está ganando peso. Rara vez preguntan por la experiencia de la lactancia —las noches en vela, las regurgitaciones o los llantos interminables—. Si mencionas esos problemas, puede que te ofrezcan consejos para el bebé, pero no para ti. No les han enseñado cómo funciona la lactancia, así que no pueden realizar un diagnóstico cuando algo va mal. Muchos se limitan a contratar o a recomendar consultores de lactancia. Y, lo que es aún más asombroso, algunos médicos consideran la lactancia algo mágico, como si unicornios y purpurina explotaran de tus pechos y entraran a la boca ansiosa de tu bebé.

Algunos médicos sí tienen especial interés por la lactancia materna, pero la medicina de la lactancia no es más que un conjunto de diferentes especialidades y profesionales de la salud. Aunque existe una Academia de Medicina de Lactancia Materna, no incluye enfermeras profesionales, consultores de lactancia ni a nadie que no sea médico. Esto significa que quedan excluidos los profesionales que más trabajan con las madres lactantes, dejando fuera una pieza central del rompecabezas. No hay consenso sobre lo que constituye un «experto» en lactancia materna. Tampoco existe una especialización en medicina de la lactancia materna. Algunos médicos que trabajan con madres lactantes también se forman como consultores IBCLC, pero ni siquiera ellos pueden definir la diferencia entre la lactancia normal y la anormal. En este sentido, no me proclamo experta mundial. Pero sí tengo una enorme cantidad de experiencia, y empecé en un momento en que nadie en el campo de la medicina quería acercarse a esta población. Como médica otorrinolaringóloga, conozco bien la anatomía de la cabeza y el cuello y cómo trabajan juntas todas las partes. También soy cirujana, así que entiendo cómo la forma afecta a la función. Mi especialidad incluye a pacientes de todas las edades, desde recién nacidos hasta ancianos y todas las edades intermedias, incluso madres embarazadas. Cuando empecé a tratar a recién nacidos, mis colegas pensaban que estaba loca. Ahora los procedimientos de los que fui pionera se han generalizado, aun si no se comprenden del todo.

Aunque el mundo de la medicina está atrapado en una red de confusión, no hay por qué estar confundidas. En este libro compartiré lo que he aprendido sobre la hermosa complejidad y los posibles retos de la lactancia materna de modo que estés preparada para lo que está por venir. Con esta información, podrás ser quien mejor abogue por ti misma. Podrás decidir por ti misma cuándo seguir adelante, cuándo pedir ayuda y, si es necesario, cuándo tirar la toalla.

Lactancia materna: todos los detalles

La lactancia materna tiene muchas ventajas, pero se suele escuchar solo un lado de la historia. Y, aunque es estupendo conocer toda la parte buena, también es positivo tener una visión de conjunto. Nos transmiten una versión edulcorada de lo que se supone que tiene que ser la lactancia, y luego nos hacen sentir culpables y nos empujan a «hacer lo que es mejor» para nuestros bebés cuando las cosas se complican. Ten en cuenta que, incluso en las mejores circunstancias, todo tiene sus dificultades. Si tienes problemas, no te culpes inmediatamente ni asumas que estás haciendo algo mal. Si entiendes por qué algo no funciona, tendrás más posibilidades de solucionarlo. Como mínimo, podrás tomar una decisión informada sobre el camino que quieres seguir.

He aquí algunas verdades lisas y llanas sobre la lactancia materna:

1. La lactancia es natural, pero la mayoría de las madres necesitan ayuda.

   Aunque el parto es natural, nadie espera que des a luz sola. ¿Por qué debería ser diferente la lactancia? Si bien hay muchos reflejos implicados, la lactancia no es automática. Todavía tienes que aprender cómo se acoplan las partes. No tengas miedo a pedir ayuda. La ayuda puede venir de muchas formas, y las fuentes pueden ser contradictorias. Pero, como mínimo, una red de apoyo te ayudará a ver que no estás sola. Para la mayoría de las madres, los grupos de lactancia gratuitos o de bajo coste son suficientes para empezar. Si realmente te está costando, puedes contratar a un consultor de lactancia para que vaya a tu casa. A veces, a pesar de toda la ayuda, la lactancia es imposible. Algunas madres no pueden producir suficiente leche materna. Casi el 20 por ciento de los bebés no podrán mamar debido a su anatomía. Las intervenciones quirúrgicas son una opción, pero puede que no quieras seguir ese camino. Sean cuales sean tus circunstancias, no temas hacer preguntas desde el principio y con frecuencia. ¿Quién sabe? Puede que les acabes enseñando una o dos cosas a tus médicos y consultores de lactancia.

2. La leche materna es gratis, pero dar el pecho no.

   Amamantar a tu bebé es práctico por muchas razones. Por un lado, no tienes que comprar un montón de leche de fórmula. Tampoco necesitas agua embotellada para la mezcla, ni un artefacto para calentarla, recipientes para guardarla, etc. La leche precalentada y lista para consumir sale de ti a demanda, en cualquier momento y en cualquier lugar. Pero, aunque la leche que produce tu cuerpo es gratis, no todo el proceso de la lactancia lo es.

   Para empezar, necesitas una forma de sacar la leche aparte de tu bebé. Algunos días querrás hacer otras cosas, como ducharte o dormir, así que no puedes ser su única fuente de alimento. O quizá tu suministro sea un problema. Es posible que tengas que vaciarte los senos a menudo para ayudar a aumentar la provisión o drenar el exceso para evitar la congestión. Para ello, necesitas un sacaleches. A veces basta con un simple sacaleches manual, pero es posible que desees invertir en uno eléctrico que sea solo tuyo o alquilar una máquina de alta potencia a un hospital. Los sacaleches también vienen con su propio juego de accesorios, como embudos de succión, bolsas y biberones para recoger y almacenar la leche.

Los pechos lactantes tienen vida propia, así que siempre tienes que estar preparada con protectores mamarios y almohadillas de lactancia. Situaciones que solían desencadenar una respuesta interna, como oír llorar a un bebé o ver un anuncio emotivo en la televisión, ahora pueden estimular la salida de leche de tus pechos, recordándote que eres mamá.

Las almohadillas y los protectores mamarios no solo evitan pérdidas embarazosas, sino que también pueden proteger los pezones del roce o darles un lugar de descanso suave si están lastimados por la lactancia o la extracción. Incluso puedes comprar recolectores de leche para cuando el pecho opuesto libera leche mientras amamantas.

Quizá quieras invertir en un nuevo vestuario diseñado para la lactancia. Si dependes de la ropa que llevabas antes de dar el pecho, puede que te encuentres en *topless* o prácticamente desnuda cuando necesites descubrirte el pecho. Los sujetadores y tops de lactancia tienen aberturas para que puedas ofrecer tus pechos de forma encubierta.

También hay pañoletas que te ayudan a sujetar a tu bebé y a la vez sirven como modesto cobertor. Los botones delanteros son ideales para extraer leche, sobre todo en el trabajo. Para manejar los escollos de la lactancia, quizá también necesites productos y accesorios. Hay una gran variedad de cojines y plataformas de lactancia para cada situación. Si tienes una lesión en el pezón, es posible que necesites cremas o pomadas especiales. La congestión mamaria o la mastitis puede requerir visitas al médico y medicamentos. Si no produces suficiente leche, es posible que tengas que comprar leche de fórmula de todos modos. Si tienes dificultades o simplemente quieres apoyo, puede que necesites acudir a un grupo de lactancia, que quizá tenga un pequeño coste, o contratar a un consultor privado de lactancia, que puede tener un coste mucho mayor.

3. Dar el pecho es cómodo, pero solo si puedes hacerlo, y requiere tiempo.

Si produces alrededor de 850 ml al día, eso significa que alimentarás a tu bebé con más de 160 l de leche materna durante los seis primeros meses. Aunque existe una gran variabilidad en función de la producción y el flujo de leche, prepárate para pasar por lo menos 510 horas (o 21,25 días) de promedio amamantando durante los primeros seis meses. El tiempo dedicado al mes puede desglosarse de la siguiente manera:

a. Primer mes: 30 minutos, 8 veces al día = 120 horas.
b. Meses 2 a 4: 30 minutos, 6 veces al día = 270 horas.
c. Meses 5 a 6: 20 minutos, 6 veces al día = 120 horas.

A veces tu bebé estará tan conectado a ti a través de la lactancia que no tomará biberones, ya se los des tú u otra persona. Esto puede hacer que dormir toda la noche se convierta en un recuerdo lejano, e impedirte tener la cama para ti sola. El colecho puede acabar siendo la única forma de dormir, así que olvídate de la intimidad con tu pareja. Es posible que tengas que escabullirte de la cama o programar un tiempo sin dormir para ello.

La lactancia también hace que resulte difícil salir sin el bebé, a menos que estés preparada para extraerte leche. Tu vida tendrá que dividirse en compartimentos de dos o tres horas. Con el tiempo, te acostumbrarás, pero al principio puede que te sientas completamente atada al bebé o al sacaleches. Si tienes otros niños pequeños o poca ayuda en casa, puede ser un reto llevar a cabo las otras tareas cotidianas.

4. La leche materna es el alimento perfecto para tu bebé, pero lo que comes va directamente a la leche.

Tu cuerpo crea leche materna a partir de lo que comes y almacenas. Así que, en lo que se refiere a la lactancia, tu bebé tiene prioridad. Tomar vitaminas prenatales e ingerir más comida sirve para ayudar a tu cuerpo a reponer lo que pierde a través de la leche materna. ¿Sabías que necesitas reponer algunas vitaminas, como la vitamina D, de inmediato o puedes terminar con una deficiencia? Las carencias vitamínicas no son ninguna broma. Pueden causar fatiga, depresión y baja energía, y hacer que tu sistema inmunológico pierda eficacia.

Tu bebé también puede reaccionar a los alimentos que comes y que llegan a través de la leche materna. Puede que tengas que evitar ciertos alimentos, además de los obvios como el alcohol y la cafeína. Las alergias a los productos lácteos, la celiaquía y la intolerancia al trigo pueden manifestarse como cólicos, erupciones cutáneas y gases en tu bebé. Algunas madres tienen que suprimir sus alimentos favoritos o hacer dietas de eliminación para descubrir el alimento que causa el problema.

Si estás tomando medicación, debes decidir con tu médico si es seguro para tu bebé. Si no lo es, debes decidir si es seguro para ti dejar de tomar la medicación. A veces debes anteponer tus necesidades médicas a tu deseo de amamantar.

5. La lactancia materna es una de las mejores formas de establecer un vínculo con tu bebé, pero si te esfuerzas y fracasas puede ser más dañino para tu relación que no amamantar.

La principal forma de establecer un vínculo con tu bebé es a través de la hormona oxitocina. La oxitocina también se conoce como la hormona del amor. Se libera en ti al oír el llanto de tu bebé, y en ambos con el contacto piel con piel, o cuando le das el pecho *sin* dolor. Si tienes un poco de dolor al principio, no pasa nada. Pero un dolor un poco más intenso envía señales erróneas a tu cerebro, lo cual impide la liberación de oxitocina, que, en última instancia, entorpece el desarrollo del vínculo.

El estrés y la falta de sueño también pueden agotarte. Si tu bebé no puede extraer leche de tus pechos con facilidad, puede que acabes pasando todo el tiempo intentando imitar la lactancia. Esto no es lo mismo que la lactancia normal para ti o para tu bebé, por lo que ninguno de los dos obtendrá los mismos beneficios.

6. La lactancia puede ayudarte a recuperar el cuerpo previo al embarazo, pero a veces lo hace más difícil.

   No todo el mundo tiene el mismo metabolismo. No todas las mujeres pierden peso con la lactancia. Algunas queman calorías cuando su cuerpo produce leche, y otras, alrededor del 20 por ciento, mantienen su peso o incluso lo aumentan. La lactancia materna no es la forma más eficaz de perder el peso del embarazo si ese es tu objetivo. Algunas mujeres necesitan comer más de lo que pueden quemar solo para producir suficiente leche.

7. Tus pechos aumentan de tamaño cuando están llenos de leche, pero es posible que los pezones también cambien de forma de modo irreversible, y puede que el tejido mamario se encoja cuando termines de dar el pecho.

   Cuando los bebés se agarran al pecho, hacen una fuerza tremenda para extraer la leche. Aunque nunca debería ser doloroso si se agarra correctamente, con el tiempo la constante compresión y succión cambia tus areolas y pezones para que encajen en el paladar duro del bebé. Amamantar durante meses o años puede alargarlos y comprimirlos, y terminar por cambiar su forma de modo permanente.

   El tamaño de tus pechos también puede fluctuar, y el cambio no siempre es temporal. Cuando el tejido mamario se convierte en tejido productor de leche, desarrolla nuevas estructuras que producen y almacenan la leche, por lo que los pechos aumentan de tamaño. Pero, una vez que dejas de producir leche, esas nuevas estructuras desaparecen y vuelven a convertirse en tejido mamario normal. Sin las hormonas que estimulan la producción de leche, a veces pierdes más tejido mamario del que tenías al principio. Tus pechos pueden adelgazar y volverse flácidos y caídos.

8. Dar el pecho es bonito, pero nadie quiere verte hacerlo en público o durante demasiado tiempo.

   Sí, dar el pecho es lo mejor, y actualmente la lactancia materna se incentiva muchísimo. Pero, cuando amamantas en público, la gente se siente incómoda. Por alguna razón, los pezones femeninos expuestos se consideran obscenos en este país, incluso cuando simplemente estás alimentando a tu bebé. Podríamos entrar en toda una discusión sobre los motivos de esto. Baste decir que fomentar la lactancia materna pero avergonzar a las madres que lo hacen en público o durante «demasiado tiempo» es una contradicción injusta. No hay nada de qué avergonzarte si estás lactando. Si alguien se siente incómodo observándote hacerlo, que deje de mirarte y se ocupe de sus propios asuntos. Incluso si tu hijo es lo bastante mayor para pedirte el pecho. Incluso si amamantas a más de un niño a la vez. No deberías tener que esconderte en un cuarto de baño o en un armario para hacerlo.

9. La lactancia debería resultar fácil, pero, cuando no lo es, todo el mundo actúa como si fuera culpa tuya.

   Detrás de las frases alentadoras sobre la lactancia, se esconde el supuesto tácito de que la única razón por la que falla es porque has hecho algo mal. Aunque sigas todos los consejos y estos se contradigan entre sí. Aunque tus pechos no produzcan leche o te hayan llevado por el camino equivocado. Al final, todo el mundo supone que la lactancia materna fracasó porque tú fracasaste. Como mujeres, estamos condicionadas a aceptar este tipo de culpa. Incluso nos preparan para ello cuando nos dicen erróneamente que hay que amamantar a pesar del dolor o nos hacen creer que todas las mujeres producen suficiente leche. Y, por alguna razón, aceptamos ese martirio. Queremos sufrir por nuestros hijos. Dar a luz es el sacrificio supremo, así como el regalo supremo. Pero la lactancia debería ser lo contrario. Es la recompensa que recibes por haber llevado a tu bebé y haber dado a luz. No debería ser otra fuente de sufrimiento.

La verdad es que, la mayoría de las veces, la anatomía del bebé es la razón por la que fracasa la lactancia. Hablaremos más de esto en capítulos posteriores. Es por eso que armarse con datos médicos y anatómicos puede darle validez a tu esfuerzo, incluso si la lactancia no funciona ni para ti ni para tu bebé.

10. Aunque seas una madre primeriza, sigues siendo la que mejor intuye lo que le ocurre a tu bebé.

    Las mamás escuchamos todo el tiempo que tenemos intuición. Luego vamos a la consulta del médico con esa misma intuición, y nos dicen que pensamos demasiado o que nos preocupamos por nada. Aunque este sea tu primer bebé, eres la que más sabe sobre lo que le ocurre. A los médicos y profesionales de la salud les gusta encasillar las cosas en compartimentos, y, cuando algo no encaja, lo omiten o asumen que te falta algo. Aunque no puedas identificar exactamente el problema, si crees que algo no funciona como debería, probablemente tengas razón. Ojalá pudiera decirte que encontrar la respuesta solo consiste en pedir más ayuda. En realidad, se trata de abogar por ti misma e investigar hasta que encuentres las respuestas que tengan más sentido para ti.

2

Exprimir el pecho: prepararse para amamantar

Ahora que has tomado la decisión consciente de dar el pecho, ¡preparémonos para amamantar! Cómo y qué hacer para prepararse depende de tus recursos y circunstancias. Por desgracia, los ingresos también importan. Algunas ayudas son gratuitas o las cubre el seguro, pero otras cuestan un ojo de la cara. En cualquier caso, hay mucha ayuda hoy en día para cada nivel de ingresos y ubicación, especialmente porque hay muchos recursos en Internet. En este capítulo te explicaré paso a paso todo lo que necesitas hacer para prepararte para la lactancia *antes* de la llegada del bebé. En el capítulo 1, vimos algunos de estos asuntos, pero aquí profundizaré más sobre cuestiones como qué clases tomar, los suministros que necesitarás y dónde y cómo encontrar apoyo para la lactancia. Hablaremos acerca del tipo de alimentos que debes comer o evitar, y de las preguntas que debes hacer a tu obstetra sobre el impacto que tiene el parto en la lactancia. Si eres madre primeriza, también tendrás que pensar en buscar un pediatra. Te guiaré en este proceso, así como en la búsqueda y selección de un consultor de lactancia.

Hagas lo que hagas, asegúrate de reunir un grupo de apoyo *antes* de que surjan los problemas. No intentes hacerlo sola. Si esperas a que surjan los problemas, te verás obligada a buscar ayuda en un estado desesperado, y las madres desesperadas son presas fáciles.

Clases de lactancia

Busca en Google «clases de lactancia materna» y es probable que encuentres un montón de opciones. ¿Cómo saber cuáles elegir? Las clases presenciales difieren en muchos aspectos, pero básicamente pueden agruparse en tres categorías: las dirigidas por líderes de la Liga de la Leche, las dirigidas por consultores de lactancia privados y las que forman parte de clases de preparto más amplias.

Las clases de la Liga de la Leche y las que dirigen consultores de lactancia están pensadas principalmente para las mamás que acaban de dar a luz, pero no hay ninguna razón por la que no puedas ir antes de dar a luz. De hecho, te animan a que lo hagas. Ver de primera mano los problemas que enfrentan las mamás cuando empiezan a dar el pecho puede darte el tipo de información que necesitas antes de tener a tu bebé. Te animo a que asistas a más de una clase y a conocer a más de un instructor. Verás que cada uno tiene su propio estilo y opinión. Las mamás también tienen necesidades muy diferentes. Probablemente, aprenderás tanto de las otras mamás como de los instructores para empezar a construir tu comunidad. Los costes también serán diferentes. La mayoría de las clases de La Leche son gratuitas, pero las impartidas por consultores o consejeros de lactancia suelen ser de pago.

También hay clases prenatales impartidas por profesionales del «mundo del parto», como futuros pediatras, *doulas*, comadronas, psicólogos y personas que se autodenominan expertas. Suelen centrarse en el parto y el cuidado de la bebé en las primeras semanas, e imparten una que otra charla sobre la lactancia materna. Con todo lo que tienes que aprender, no es de extrañar que la lactancia pase a un segundo plano. Pero necesitas algo más que recibir aliento y motivos para amamantar si quieres estar preparada para lo que te espera. Para tener éxito, necesitas profundizar de verdad en el meollo de la cuestión.

En Internet hay programas más completos a los que puedes asistir desde cualquier lugar. Mi favorito lo creó mi colega Jack Newman: <https://ibconline.ca/online-prenatal-class/>.* Con sede en Canadá, el doctor Newman ha estado trabajando con madres lactantes durante casi cuarenta años. Es de pago, y las clases duran bastante tiempo, pero si puedes encajarlo en tu agenda merece la pena. Otras clases más estáticas pueden brindar información, pero no hay nada como la conexión emocional que surge de la necesidad inmediata para que afiances lo que aprendes.

Accesorios para la lactancia

Como ya he mencionado, la leche materna puede ser gratis, pero todo lo que necesitas para amamantar no lo es. Hay tantos productos en el mercado que los he dividido por categorías. Algunos son esenciales, pero otros son solo para divertirte. Algunos, espero que nunca los necesites, pero de todos modos te explicaré lo que son para que lo sepas.

1. Sacaleches y accesorios.

   Los sacaleches son esenciales. Aunque creas que amamantarás todo el tiempo, lo más probable es que también quieras realizar actividades como dormir y ducharte. Tal vez quieras incluso visitar amigos o volver al trabajo. Sea cual sea el caso, a menos que planees estar con tu bebé 24 horas al día, siete días a la semana, necesitarás una forma de sacar la leche de tus pechos que no sea tu bebé, así como una forma de meter la leche dentro de tu bebé que no seas tú.

   Existen tres categorías de sacaleches: de uso hospitalario, eléctricos y manuales. Los de uso hospitalario tienen la succión más fuerte, pero son demasiado caros para comprarlos directamente. Por suerte, con las recientes reformas sanitarias, la mayoría de los seguros cubren el alquiler. Tu lugar de trabajo

* Solo disponible en inglés.

puede incluso ofrecerlos. Además de hospitales, hay muchos otros proveedores, como tiendas de artículos para bebés, consultorios de pediatras y consultores de lactancia. Es posible que no necesites un sacaleches de uso hospitalario para una lactancia prolongada, pero no está de más empezar con uno mientras intentas entender cómo funciona todo. Los extractores de uso hospitalario también te ofrecen la mejor oportunidad de vaciar los pechos para maximizar la producción desde el principio. Pero es posible que se demore la aprobación de la receta para el alquiler, por lo que deberías tener otra opción mientras esperas.

Los extractores eléctricos son menos caros, pero no los cubre el seguro. Puedes comprar uno directamente y utilizarlo durante todo el tiempo que dure de lactancia, ya que no tienes que devolverlo. Incluso puedes utilizarlo para otros niños más adelante o como extractor de reserva del sacaleches de uso hospitalario. No recomiendo un estilo o una marca en particular, porque cada persona tiene sus propias necesidades y periódicamente salen nuevos modelos. Encuentra el que mejor se adapte a ti.

Algunos factores que debes tener en cuenta al elegir un extractor de leche de uso hospitalario o uno eléctrico son la potencia de succión, los diferentes embudos de succión, la ergonomía, el bombeo doble (la capacidad de bombear ambos pechos a la vez), la duración de la batería y los compartimentos aislados para almacenar la leche. Algunos son más silenciosos y discretos que otros, pero todos requieren un lugar privado para sentarse y extraerse la leche.

Los extractores manuales son pequeños, baratos y sencillos y, para algunas mujeres, más eficaces que los de motor. Puede que te agotes intentando sacar toda la leche manualmente, pero tu cuerpo suele ayudarte liberando hormonas que la expulsan. También hay simples bombas de silicona que se adhieren a tus pechos y recogen la bajada de la leche. Si amamantas de un lado y tiendes a gotear por el otro, estos colectores son una buena forma de guardar la leche y evitar un desastre. Para más información sobre los sacaleches y su uso, ve al capítulo 11.

2. Protectores de lactancia, almohadillas, casquillos, tazas de plata y pezoneras.

Cuando amamantas, tus pechos pasan de ser apéndices agradables pero inútiles a ser fábricas de leche. Una vez que las hormonas se activan, no tienes control sobre cuándo y dónde deciden liberarse. Las pérdidas pueden ocurrir por algo tan simple como oír llorar a tu bebé —o, para el caso, cualquier bebé— o por una razón más obvia, como la congestión mamaria debido a haber esperado demasiado para extraerse leche o amamantar. Antes de salir de casa, lo mejor es colocarte almohadillas de algún tipo para absorber el exceso de leche.

Las almohadillas desechables son cómodas y absorbentes, como los pañales. Si quieres contribuir a reducir los vertederos, puedes optar por los de tela, que son reutilizables. También existen casquillos de silicona que tienen un doble propósito: protegen tus pezones y recogen el exceso de leche para que puedas guardarla y verterla en un biberón. Son reutilizables, por lo que deben lavarse regularmente.

Hablando de proteger los pezones, si necesitas los siguientes productos, algo no va como debería. El primero es una taza de plata. Populares en Australia, estas «tazas curativas» pueden llenarse de leche materna y colocarse sobre los pezones dañados o raspados. Se cree que la plata tiene propiedades antibacterianas naturales que curan y protegen los pezones cuando no se está amamantando.

Para proteger los pezones durante la lactancia, existen las pezoneras. Estas cubreareolas de silicona parecen sombreros y tienen agujeros en la parte superior para permitir la salida de la leche. Las hay de diferentes formas y tamaños, y es importante que encajen bien. Posiblemente, cuando empieces a dar el pecho, las conozcas como remedio para los pezones doloridos.

Irónicamente, si tienes que usarlas es probable que tu bebé no se esté agarrando con suficiente profundidad (más información en el capítulo 9). Sin embargo, si necesitas algo que te ayude mientras solucionas la causa de tu dolor, o si tu bebé no puede agarrarse en absoluto, son una solución provisional. Ten en cuenta que no corrigen el agarre de la bebé ni la ayudan a drenar el pecho. Solo ofrecen una capa de protección adicional ante la fricción que produce un agarre superficial. De todos modos, debes solucionar el problema de fondo si quieres tener éxito dando el pecho o prolongar la lactancia. Una vez solucionado el problema subyacente, puedes usar pezoneras para proteger los pezones mientras se curan. Las pezoneras también pueden ayudar a una bebé que tiene aversión al pezón a que vuelva a tomar el pecho (ve al capítulo 13 para más información sobre las pezoneras).

3. Cojines.

Antes, la forma tradicional de amamantar a la bebé era tomarla en brazos, pero todo cambió con el cojín Boppy. Con forma de letra C, se supone que encaja alrededor de tu cintura para sostener a la bebé contra el pecho, en posición de cuna cruzada, mientras la amamantas. La verdad es que el cojín no encaja alrededor de ningún ser humano. Funciona mejor levantándolo a la altura del pecho y colocando una almohada normal por debajo. También puedes usarlo para sostener otras partes de tu cuerpo, como para apoyar tu trasero y proteger tus partes tras el parto.

La mayoría de las mamás prefieren el cojín My Brest Friend. Es mucho más grande y se sujeta con tiras a la cintura para proporcionar una plataforma más alta para la bebé. Al ser manos libres, es menos probable que se desplace. También acuna a tu bebé más cerca de tu pecho, donde tiene que estar. Debido a su tamaño, es más difícil de transportar, pero lo necesitarás, sobre todo, al principio, cuando tu bebé sea pequeña y no te traslades tanto.

Hay otros cojines de formas y tamaños variados, y algunos fabricados con materiales como espuma viscoelástica o cuentas. Existe el cojín de lactancia Butterfly, que tiene capas de cojines para que puedas ajustar la altura. También hay un cojín Littlebeam, que puede apilarse sobre una Boppy o un cojín normal. La mayoría tiene fundas lavables y sirve de apoyo para otras partes del cuerpo. También puedes utilizar almohadas normales. Necesitarás algún tipo de apoyo al principio, pero será menos necesario a medida que la bebé crezca.

4. Ungüentos y pomadas.

En el mejor de los mundos, no necesitarás nada más que un poco de lanolina o aceite de coco para cubrir las areolas y los pezones. Pero si tu bebé y tú no encajáis bien o si tus pezones son sensibles, puede que necesites algo más fuerte. Los ungüentos medicinales son útiles para los pezones dañados, sobre todo para prevenir o tratar infecciones. Algunos son de venta libre, como Neosporin, para infecciones bacterianas, o Monistat, para infecciones fúngicas. Pero si el daño es más grave el médico o la comadrona pueden recetarte un ungüento multiuso para pezones (APNO por sus siglas en inglés). El APNO es una combinación de antibiótico, antifúngico y esteroides, y tiene que ser elaborado en una farmacia de compuestos. Como cualquier medicamento, debe limpiarse bien de la areola y los pezones para que no queden rastros antes de que la bebé pueda mamar. Y, al igual que con las pezoneras, si necesitas esta pomada, verifica el agarre de tu bebé. Lo más probable es que el daño se deba a la fricción y a un agarre superficial.

5. Suplementos.

Los suplementos básicos, como las vitaminas prenatales, son una necesidad no solo durante el embarazo, sino también durante la lactancia. Durante los primeros seis meses, tu bebé obtiene todo lo que necesita de ti a través de la leche materna, así que las vitaminas no son para ella. Son para ti. Reemplazan lo que tu cuerpo pierde a través la leche materna. Añadir vitamina D, en particular, es importante desde el principio para las que viven en climas más fríos, pero todas las madres deben tomar suplementos después de los seis primeros meses.

Si te preocupa tu producción, quizá quieras considerar tomar suplementos de venta libre. La mayoría son estrógenos de origen vegetal y han sido utilizados por mujeres durante siglos. Aunque existen muchas marcas comerciales, la mayoría de los suplementos que fomentan la producción de leche contienen uno o más de los siguientes ingredientes: fenogreco, galega (ruda de cabra), silimarina, *shatavari* y *torbangun*. Si buscas estudios que demuestren que funcionan, buena suerte para encontrarlos. Ya es bastante difícil medir la producción de leche entre las mujeres por sí sola, y mucho menos comparar si el suministro aumenta con suplementos. Puedes seguir las dosis recomendadas en los envases, pero evita tomar cualquiera de ellos si tienes problemas de tiroides u otras afecciones (para más información sobre los suplementos, consulta el capítulo 11).

6. Un nuevo vestuario.

Las camisetas y los sujetadores de lactancia actuales son más cómodos y prácticos que los del pasado. La mayor diferencia entre la ropa de lactancia y la ropa normal es que la primera se abre por delante o tiene aberturas que te permiten sacar un pecho cuando lo necesitas. Esto es especialmente importante cuando se trata de vestidos. Acceder a la parte superior de tu cuerpo cuando llevas uno puede significar tener que quitártelo todo.

Si no quieres comprar toda esta ropa nueva, las blusas cruzadas, las camisetas con botones a la altura del pecho y los cuellos escotados en V facilitan el acceso. También hay portabebés con los que puedes atar a tus bebés y llevarlos de un lado a otro, que pueden servir de manta para cubrirte con discreción cuando das el pecho.

Alimentos y fármacos que debes consumir o evitar

Cuando das el pecho, tienes que pensar en tu dieta de un modo en que probablemente no hayas hecho antes. Al igual que durante el embarazo, ciertos alimentos están prohibidos porque, obviamente, son malos para la bebé. Pero hay otros que pueden influir en la producción de leche: algunos pueden aumentarla y otros eliminarla por completo. También tienes que comer más para compensar ese treinta por ciento extra de calorías diarias que tu cuerpo necesita para producir leche. Se trata de más calorías diarias de las que necesita el cerebro, pero no tantas como necesitas en el tercer trimestre. De todos modos, hay muchos mitos sobre lo que afecta o no a tu producción, así que aclaremos eso primero.

A pesar de lo que te digan, lo que comes cambia muy poco la composición nutricional de la leche. Eso incluye beber más agua. Si bien debes mantenerte hidratada, beber más agua no aumenta tu producción, porque tu producción está regulada hormonalmente (véase el capítulo 3). Aunque solo comas pan y queso, tu cuerpo seguirá produciendo leche nutricionalmente completa para tu bebé, pero lo hará a tu costa. De todos modos, hay excepciones, y son importantes.

Las vitaminas ayudan al desarrollo de la bebé de muchas maneras, así que asegúrate de seguir tomando tus vitaminas prenatales mientras amamantes. Esto no solo ayuda a tu bebé, sino que también evita que tu cuerpo pierda las propias reservas al producir leche materna. Las vitaminas prenatales deben incluir ácido fólico, hierro, calcio, vitamina D, vitamina C, vitamina A, vitamina E, vitaminas del grupo B, zinc, yodo y colina.[1] También deben estar libres de conservantes y aditivos.

Los ácidos grasos son especialmente sensibles a lo que comes, y son importantes para el desarrollo cerebral de tu bebé. Los más importantes son el ácido docosahexaenoico, o DHA, y el ácido araquidónico, o ARA. Puedes tomarlos como suplemento (ácidos grasos omega-3) o comer más pescado. Ten cuidado con los pescados grandes, como la caballa o el pez espada, porque también pueden tener mercurio, que se filtra a la leche materna. Pescados como el salmón, la tilapia y el bacalao tienen niveles más bajos de mercurio, y el sushi está bien de vez en cuando.

Lo que bebes también importa. La cafeína del café o el té no es lo mejor para tu bebé. Aunque solo el uno por ciento de lo que bebes llega a tu bebé a través de la leche materna, puede ser suficiente para que esté inquieto o le cueste dormir. Lo mismo ocurre con el alcohol. Aunque se cree que bebidas como la cerveza y el vino ayudan con la bajada y el suministro de leche, en realidad son las partes vegetales de esas bebidas, como el lúpulo y la cebada, las que ayudan, y no el alcohol. El alcohol puede tardar un par de horas en descomponerse, y, obviamente, es malo para tu bebé. Si quieres beber un trago, hazlo después de dar el pecho para que tu cuerpo tenga tiempo de eliminarlo del torrente sanguíneo. Si bebes lo suficiente como para sentirte ebria, es mejor que te saques la leche y la descartes para no dársela a la bebé.

Hay algunos alimentos que tienen efectos sorprendentemente extraños. Se cree que algunos provocan gases a la bebé, como las judías, el brócoli, la coliflor, las coles de Bruselas, la cebolla y el repollo. Las especias como el jengibre y el ajo pueden dar un sabor particular a tu leche que desagrade a tu bebé. El chocolate puede actuar como un laxante. Y se cree que algunas hierbas aparentemente inocentes, como el perejil, la salvia, el orégano y la menta, pueden reducir la producción de leche, mientras que el hinojo, la cebada y la avena pueden aumentarla. No hay estudios científicos que prueben estas afirmaciones, pero crear un estudio para medir los cambios en el suministro de una madre es casi imposible por muchas razones.

También es posible que tu bebé sea alérgica o tenga reacciones adversas a ciertos alimentos. Si notas que tu bebé tiene sarpullido, congestión, diarrea o gases o está inquieta, revisa lo que has comido durante las seis horas anteriores. El malestar puede deberse a algo que hayas ingerido. Las causas comunes son los productos lácteos y las frutas, como la piña, el kiwi, las fresas, las ciruelas pasas o las cerezas. El trigo también puede ser un alimento desencadenante, sobre todo si tu pareja o alguien de tu familia tiene antecedentes de celiaquía.

Los medicamentos que debes evitar son los mismos que durante el embarazo, pero presta especial atención a los medicamentos de venta libre para el resfriado y la alergia. Los fármacos de estos preparados aparentemente supuestamente inocuos, como la pseudoefedrina y todos los antihistamínicos, pueden secar tu suministro. A veces las mujeres los toman a propósito para dejar de lactar. Volver a tomar píldoras anticonceptivas o tomar esteroides por cualquier motivo puede interrumpir la producción de leche. Antes de tomar nada, o si notas una disminución repentina de la producción, consulta a tu médico. Los medicamentos recetados también pueden ser nocivos para la lactancia, así que habla con tu obstetra y otros médicos sobre sopesar los riesgos y beneficios de dejarlos. Nunca lo hagas por tu cuenta.

Preguntas para tu obstetra

Es de esperar que tengas una magnífica relación con tu obstetra durante el embarazo, pero la mayoría de las futuras mamás no piensan en mencionar el tema de la lactancia en las visitas prenatales. Si se lo mencionan, suele ser después de la llegada de la bebé y solo si no va bien. Lo mejor es saber cuál es la postura de tu obstetra antes del parto, para asegurarte de que ambos opináis lo mismo. El modo en que das a luz puede afectar a tus primeros momentos de lactancia, sobre todo si el método de parto no es el que habías planeado.

El contacto inmediato piel con piel favorece la producción de oxitocina, la creación del vínculo y la subida de la leche. Los partos por cesárea, planificados o no, pueden retrasar el contacto piel con piel. Los analgésicos posoperatorios por la cesárea también pueden pasar a la leche materna y adormecer a la bebé. Si tiene que ir a la unidad neonatal de cuidados intensivos, conviene que conozcas las normas sobre la lactancia materna. Si tu bebé es prematura, es posible que sus reflejos no estén lo bastante activos como para que amamante, o puede que tu leche no suba enseguida, por lo que automáticamente le darán el biberón. Es bueno prepararse para estas posibilidades o al menos preguntar por ellas para no quedar al margen.

Algunos obstetras trabajan con comadronas o *doulas* que pueden ayudarte con el plan que tienes para el parto y la lactancia. Por lo general, disponen de más tiempo y ofrecen más apoyo que el médico. Incluso pueden recetarte un sacaleches para que estés preparada cuando nazca la bebé.

Cómo encontrar un pediatra

Encontrar un pediatra puede ser fácil o difícil, dependiendo de dónde vivas y de cuántas opciones tengas. En ciudades pequeñas y zonas menos urbanas, puede que solo tengas unas pocas opciones. Pero en las grandes ciudades hay tantos médicos que puede resultar difícil elegir entre las múltiples alternativas. La mejor manera de empezar es recopilar una lista de recomendaciones de familiares, amigos y grupos de Internet. Incluso puedes consultar con tu seguro médico, el hospital local, la Academia Americana de Pediatría o los comentarios en Internet. Empieza a buscar al menos tres meses antes de que nazca tu bebé por si se adelanta. Luego podrás analizar los detalles.

Asegúrate de que tu pediatra está colegiado y averigua dónde tiene privilegios hospitalarios. Algunos trabajan, sobre todo, en hospitales y salas de urgencias, mientras que otros solo se dedican a la práctica privada. La edad también puede ser un factor. Los médicos mayores tienen más experiencia, pero los más jóvenes pueden tener ideas nuevas y les importan menos las opiniones anticuadas. Si no tienes independencia económica (e incluso si la tienes), lo mejor es que tu pediatra esté cubierto por tu seguro. La cantidad de personas a las que atiende tu pediatra también influirá en si lo puedes ver siempre o debes ver a otro. Cuanto mayor sea el grupo, más disponibilidad habrá, pero no siempre recibirás un mensaje coherente.

Algunos pediatras son más favorables a la lactancia materna que otros. Algunos incluso son consultores de lactancia ellos mismos o contratan a expertos en la materia. Lo mejor es reunirse con varios pediatras antes de decidirse por uno. No tengas miedo a hacer preguntas concretas sobre la lactancia materna, como cuáles son sus recomendaciones, cuánto apoyo pueden ofrecer y cómo gestionan o evalúan los problemas de la lactancia. Consulta también cuánto tiempo recomiendan que las mamás den el pecho, cuándo recomiendan que las bebés empiecen a comer sólidos y qué opinan de la lactancia más allá de los dos años. Pregunta a quién derivan a las madres con problemas de lactancia, incluida una lista de consultores de lactancia, terapeutas craneosacrales y otorrinolaringólogos (o dentistas) que puedan realizar intervenciones. El hecho de que los pediatras tengan siquiera estas listas a mano puede decirte mucho sobre lo que opinan de la lactancia materna.

Lo más importante es que encuentres a un pediatra que te escuche y respete tus opiniones. Las madres realmente tienen intuición. Si te parece que algo no está bien o tienes muchas preguntas, necesitas sentirte escuchada. Es importante acudir a un pediatra que se sienta tan cómodo con lo que *no sabe* como con lo que *sí sabe.*

Cuanto más regulares sean las visitas de tu bebé al pediatra durante los seis primeros meses, más probable será que le hagan todas las pruebas y tratamientos necesarios a tiempo. Por eso, sería estupendo tener afinidad con el pediatra desde el principio. Pero incluso si empiezas con alguien con quien la relación no es lo que esperabas, no tengas miedo de cambiar de pediatra. Los médicos están acostumbrados a ello y no se lo toman como algo personal.

Cómo encontrar un consultor de lactancia

Los consultores de lactancia son profesionales formados para ayudarte a amamantar, pero, al igual que los médicos, no son todos iguales. Cualquiera puede llamarse consultor de lactancia, pero solo algunos han recibido formación adicional para obtener la certificación de la Junta Internacional de Examinadores de Consultores de Lactancia (IBCLC).

Muchas otras personas del mundo del parto pueden ayudarte, como las *doulas*, las comadronas, las asesoras de lactancia y las enfermeras de parto, pero cada una tiene formación y opiniones diferentes.

De nuevo, es muy difícil saber en quién confiar, porque hay poco consenso en lo que respecta a los consejos sobre la lactancia. Y, lo que es peor, aunque haya alguien certificado o recomendado, no todos los estados tienen una junta que expida licencias para mantener la coherencia narrativa entre los profesionales. Encontrar a alguien que te ayude depende un poco de la suerte y un poco de buscar por todas partes. Puedes empezar tu búsqueda en línea a través del sitio web de los consultores IBCLC, la Liga de la Leche, la Asociación de Consultores de Lactancia de Estados Unidos, o preguntando a amigos o a tu pediatra.

La mayoría de las madres solo se plantean contratar o trabajar con un consultor de lactancia cuando tienen problemas. Un plan mejor es reunirse con uno de ellos o asistir a una clase de lactancia antes de dar a luz. Así podrás ver la experiencia de las mamás y tendrás una idea de lo que es «normal». Cuando tienes problemas, es fácil sentir que eres la única a quien le pasa. Si conoces otros ejemplos de madres con dificultades, puedes ser más objetiva. También puedes ver lo diferentes que son los consultores de lactancia en cuanto a personalidad y consejos. Cada persona tiene su propio estilo. Si confías únicamente en las recomendaciones de amigos y otras personas, es posible que no encuentres a alguien adecuado para ti.

Una vez que tengas a la bebé y decidas que quieres ver a un consultor de lactancia, puedes concertar una cita en su centro o asistir a sus clases. Si optas por una visita privada, el consultor te visita y pasa de dos a tres horas ayudándote. Suelen llevar una báscula para bebés y material, por si necesitas algo como pezoneras. Pueden ayudarte a utilizar el sacaleches y asegurarse de que los embudos de succión calcen bien. Pueden hablarte del régimen de bombeo, el intervalo entre las tomas y cómo interpretar las señales de tu bebé. Básicamente, pueden explicarte todo lo que «debería» ser la lactancia materna. Toda esta atención no es barata. Suele costar unos trescientos dólares. Si la consultora de lactancia también es comadrona o enfermera, puede facturar la visita a través del seguro.

Aunque la mayoría de las madres están contentas con sus consultores de lactancia, también he leído innumerables comentarios en línea y escuchado una historia de horror tras otras sobre lo que aquellos consultores dijeron o no dijeron, o hicieron o dejaron de hacer. Este suele ser el caso cuando hay problemas más graves o complejos. Después de haber vivido la misma experiencia, entiendo la frustración de ambas partes. Hay tanta desinformación sobre la lactancia materna, incluso en lo que se explica en las formaciones, que, aunque todos estén haciendo lo mejor que pueden, a veces la información que te dan es errónea. En ocasiones, por mucho que lo intentes o hagas, la lactancia, sencillamente, no funciona. Si te hacen creer que algo «siempre funciona para todas las mujeres», y te has gastado una pequeña fortuna en ese credo, es normal que te sientas decepcionada. Si a eso le añadimos las fluctuaciones hormonales de una lactancia fallida, tu enfado puede incluso convertirse en ira. Pero si aceptas la realidad de la lactancia y ajustas tus expectativas, podrás tomar decisiones bien fundadas para no sentirte una víctima.

Sin embargo, debes tener en cuenta ciertas señales de alarma. No puedes confiar en ningún profesional de la salud, ya sea un consultor de lactancia o de otro tipo, que te diga que «el agarre es adecuado» cuando estás retorciéndote de dolor. No se puede examinar un agarre desde el exterior, porque todas las partes móviles están sucediendo en el interior. Jamás debes seguir adelante a pesar del dolor, porque en las primeras semanas cada momento cuenta. Si tu consultor de lactancia no te escucha, entonces, al igual que con tus médicos, busca a otro. Si las cosas no mejoran, no sigas con alguien que no te escucha. Te conviene elegir a alguien que se comprometa contigo a largo plazo. Esos trescientos dólares también deberían incluir correos electrónicos y llamadas telefónicas de seguimiento. Y si te recomiendan a otro médico o dentista para realizar un procedimiento, pregúntales por qué prefieren a uno sobre otro y cómo pueden ayudarte después de la intervención.

El punto en el que los consultores de lactancia y los pediatras más discrepan es en «diagnosticar» la causa de los problemas de lactancia. Entraré en esa discusión en los capítulos 9 y 10, pero baste decir que están utilizando el mismo lenguaje para referirse a cosas diferentes. Al final, puede que tengas que realizar tú misma tu diagnóstico, pero eso está bien: este libro te proporcionará las herramientas que necesitas para tomar tales decisiones.

3

Déjalo fluir: la mecánica de la lactancia

Si tenemos en cuenta todo lo que tiene que funcionar para que una mujer pueda amamantar, es un milagro que funcione. Es cierto que existen reflejos y hormonas que pueden hacer que parezca automático, pero hay mucho más que eso. Tu bebé y tú tenéis que uniros como un complicado «engranaje» con muchas piezas móviles. Y, al igual que en el parto, cuando tu bebé tiene que encajar en tu pelvis, en la lactancia, la boca del bebé tiene que encajar en tus pechos. Luego, tus pechos tienen que responder, expulsando leche cuando las hormonas reaccionan al bebé. Desde fuera, puede parecer un acoplamiento natural de las partes, pero el verdadero funcionamiento está sucediendo en el interior, la parte interna que nadie puede ver. Lamentablemente, esa limitada perspectiva del exterior es lo que todo el mundo utiliza para hacer suposiciones sobre lo que ocurre en el interior. No es de extrañar que gran parte de lo que se considera «normal» sea muy subjetivo.

La buena noticia es que hay un sólido cuerpo de investigación que explica la mecánica de cómo debe ser la lactancia materna cuando funciona *perfectamente*. Es complicada pero fascinante, y merece la pena el esfuerzo de aprenderla. Además, quienes imparten consejos sobre la lactancia rara vez la entienden. En este capítulo, te guiaré a través de la mecánica de este «engranaje», paso a paso, para que puedas entender cómo/cuándo/dónde/por qué pueden ocurrir fallos, si es que ocurren. Así, si las cosas no están funcionando correctamente, puedes contar con más herramientas para entender por qué.

En primer lugar, hablemos de tu bebé.

Anatomía del bebé

La anatomía de la cabeza y el cuello de tu bebé son muy diferentes de la tuya. Sus partes tienen una forma y una posición determinadas para hacer posible la lactancia. En un paquete tan diminuto, la precisión es clave. Y, una vez que entiendas todas las posibilidades, verás por qué es tan importante cómo «se acopla» a los pechos.

Todos los bebés tienen la mandíbula un poco retraída. Por eso, la barbilla parece más pequeña de lo que realmente es. La lengua de un recién nacido también es más grande que la de un adulto en relación con su mandíbula, y se asienta más atrás en la garganta. Su laringe se encuentra en una posición más elevada dentro de la garganta, cerca del paladar blando (la parte flexible del techo de la boca que incluye esa cosa colgante en la parte posterior). El puente de la nariz es más plano, y sus orificios nasales son más anchos que los de un adulto.

Debido a estas diferencias anatómicas, respirar y comer es diferente para un bebé. Con toda esa anatomía tan alta y situada hacia atrás, durante los primeros tres o cuatro meses solo puede respirar por la nariz. En realidad, esto es bueno, porque le permite respirar y mamar al mismo tiempo. Al estar apretujado contra tu pecho, la forma de su nariz le facilita respirar por los costados. El tamaño y la posición de la lengua le permiten una mayor amplitud de movimientos. Y, como tu bebé prendido al pecho es un sistema cerrado, cuando deglute la leche puede bajar directamente por su garganta y no entrar en la tráquea y los pulmones. Pero, como todas sus partes son tan pequeñas, este sistema solo puede funcionar bien si todo encaja a la perfección.[1]

De hecho, cuando tu bebé crece, su anatomía se desarrolla de un modo que impide seguir mamando. Si no está amamantando de recién nacido, no podrá hacerlo de repente cuando tenga seis meses.

El acto de amamantar

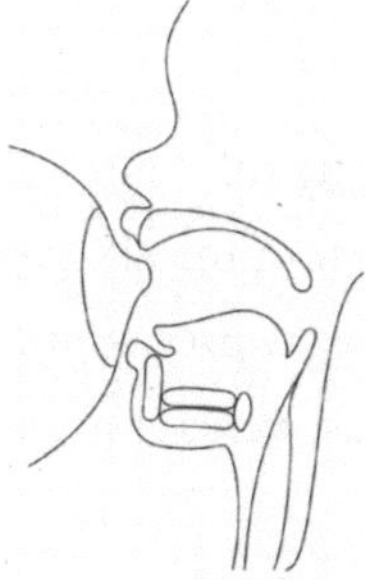

Figura 1: Apertura.

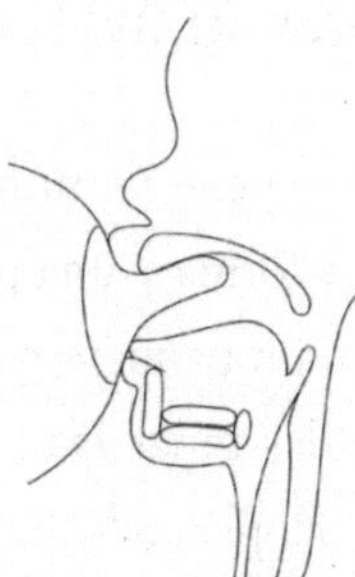

Figura 2: Agarre.

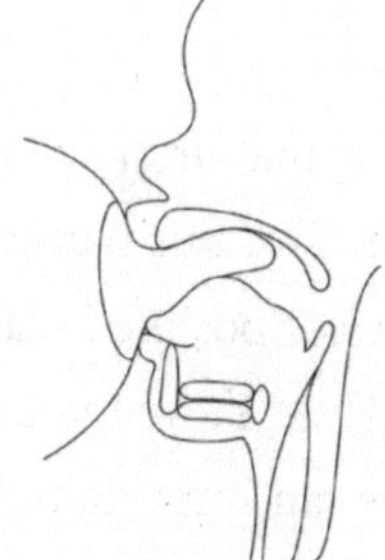

Figura 3: Reflejo de succión de la boca - levantar la lengua.

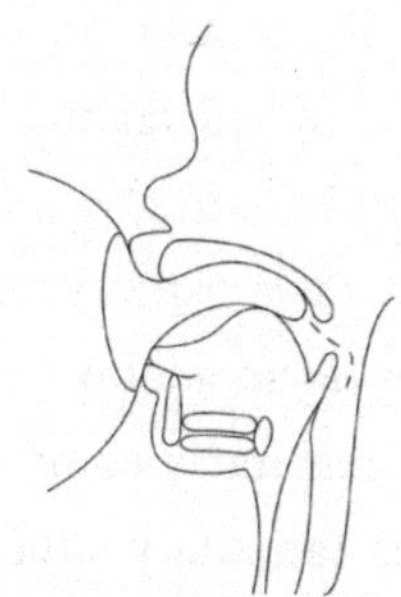

Figura 4: Reflejo de succión - tirar la lengua hacia atrás.

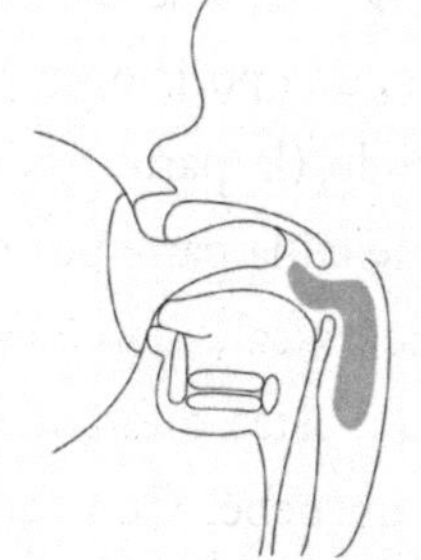

Figura 5: Caída de la mandíbula y deglución.

NOTA: En aras de la simplicidad y a efectos de este debate, vamos a suponer que tienes una producción de leche normal (ni demasiada ni muy poca) y que tu bebé quiere mamar.

Aunque todo el mundo se centra, sobre todo, en tus pechos, sacar la leche es un proceso en el que intervienen dos personas: tu bebé debe comprimir y extraer leche de tu pecho, y tu pecho tiene que expulsarla. Primero hablaremos de la contribución de tu bebé.

Puede que te hayan dicho que el primer paso de la lactancia es el agarre. Pero el primer paso del agarre es la *apertura* de la boca. La apertura es la parte más importante del agarre, porque sin apertura no hay agarre. Y, sin agarre, todo lo que viene después termina malográndose.

La apertura es cuando tu bebé abre tanto la boca que puede abarcar todo el perímetro de la areola, más allá del pezón, y sellar el pecho. Cuando tu recién nacido abre la boca, desengancha su mandíbula como una serpiente. Como es una posición relativamente relajada, debería ser capaz de mantener la boca en esa posición durante mucho tiempo sin cansarse. Cuando la apertura es normal, le permite a su boca rodear las partes del pecho que tienen los conductos (tubos que transportan la leche), mientras la lengua, el paladar y la mandíbula hacen el trabajo de sacar la leche.

En un recién nacido, o en cualquier otra persona para el caso, no es lo mismo abrir la boca para agarrarse al pecho que abrir la boca normalmente. Los bebés abren bien la boca para bostezar o llorar. Incluso pueden empezar con la boca bien abierta cuando se acercan al pecho, y luego se deslizan hacia el pezón una vez que se prenden. Ninguno de estos ejemplos representan la apertura que necesita para agarrarse al pecho. Son ejemplos de *articular* la mandíbula, pero la apertura que se necesita para mamar implica *desencajar* la mandíbula.

Otro elemento importante que hay que recordar sobre la apertura es que es un *reflejo.*[2] Los reflejos son automáticos, lo que significa que la apertura del bebé es automática. Cuando nace, abre automáticamente la boca todo lo que puede al oler el pecho. Si tu bebé *no* abre bien la boca al nacer, significa que *no puede* hacerlo. No significa que sea perezoso. No «aprenderá a hacerlo» ni «se acostumbrará con el tiempo». No puedes ayudarlo a lograr esa apertura tirando de la mandíbula hacia abajo o intentando torcer el labio superior hacia fuera. Se trata de una desarticulación física, lo que significa que o bien puede hacerlo o bien no puede. Si no puede, es un problema anatómico que puede ser tratado (ve al capítulo 10 para una discusión de la apertura limitada).

Cuando el bebé abre bien la boca, está listo para *agarrarse.* Con la garganta bien abierta, podrá rodear con la boca toda o casi toda la areola y sellar los labios alrededor del pecho (*no del pezón*). El paladar duro de tu bebé (o el techo de su boca) se llena entonces de tejido mamario. Lo ideal es que el pezón quede situado bien al fondo de su garganta, en la abertura del esófago, donde nada lo toca ni lo presiona.

Cuando el paladar duro de tu bebé se llena con tu pecho, se desencadena su segundo reflejo, el *reflejo de succión*. Curiosamente, cualquier cosa que le presione el paladar —por ejemplo, un biberón, un dedo, un chupete— hará que el recién nacido succione. Esto se debe a que, al igual que la apertura, la succión también es un reflejo.[3] Por eso, cuando tu bebé no está profundamente agarrado o el pecho no llena el paladar lo suficiente, puede que no succione. Lo mismo puede ocurrir con los chupetes y las tetinas de los biberones que son demasiado pequeños para presionar contra el paladar del bebé. Se le pueden caer de la boca, o la leche puede derramarse por los lados. El reflejo de succión empieza a desarrollarse a las 32 semanas de gestación y está completamente desarrollado a las 36 semanas.

Una vez que tu bebé ha abierto bien la boca y se ha agarrado correctamente, la magia puede suceder. (Cuando este engranaje funciona, es realmente mágico, aunque no haya unicornios ni purpurina). Tu bebé presiona tu areola contra el paladar de su boca con la lengua y luego lleva la lengua hacia la parte posterior de la garganta para exprimir el pecho. Cuando la lengua llega lo más atrás posible, baja la mandíbula para crear un vacío que extrae aún más leche. Como tu pezón ya está colocado sobre su esófago, la leche fluye de tu pezón directamente hacia la garganta, y el bebé deglute. Entonces, el ciclo vuelve a empezar.[4]

Durante la succión y la deglución, el pezón debe permanecer en la parte posterior de la garganta del bebé. No debe entrar y salir de la boca ni debe ser comprimido por la lengua. Si el pezón permanece donde debe estar, no se verá sometido a la fricción de la lengua, los labios o la boca del bebé. La ausencia de fricción sobre tu pezón significa que no te dolerá. Por eso la lactancia con un buen agarre no es dolorosa (más información sobre el dolor de pezón en el capítulo 9).

¿Hasta aquí todo bien? Pasemos a la otra mitad de la historia. A continuación, una pequeña lección de anatomía sobre los pechos lactantes.

Anatomía mamaria

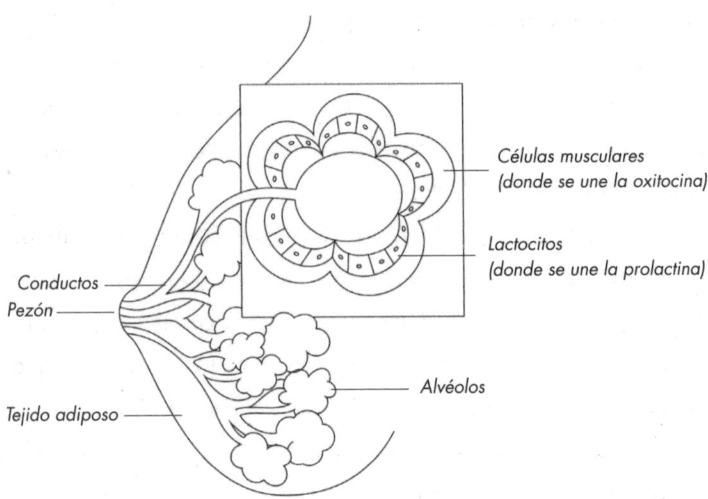

Los pechos de las mujeres están formados por dos tipos de tejido: el tejido adiposo y el tejido mamario. El tejido mamario es la parte que cambia durante el embarazo en respuesta a la hormona estrógeno para que pueda producir leche. Cuando una mujer no está embarazada, la cantidad de tejido graso en sus pechos puede hacer que parezcan grandes, aunque no tengan mucho tejido mamario. Durante el embarazo, las mujeres pasan de tener más tejido graso a tener más tejido mamario especializado. Esto sucede normalmente a las 22 semanas. El tamaño de los senos de una mujer por sí solo no indica la cantidad de cada tejido que contienen. En consecuencia, no se puede saber cuánta leche pueden producir los pechos de una mujer con solo mirarlos.

La mayor parte del tejido mamario se encuentra justo debajo de la areola, donde se agarra el bebé, y está formado por dos tipos de estructuras: los *alvéolos*, estructuras redondeadas donde se produce y almacena la leche, y los *conductos,* pequeños tubos por los que la leche pasa de los alvéolos al pezón y sale del pecho. Durante el embarazo, los alvéolos tienen dos capas. La pared interna se transforma en células que producen leche, llamadas *lactocitos.* Las paredes externas se convierten en diminutas células musculares que pueden *extraer* la leche de los alvéolos.[5] Piensa en cada alvéolo como una fábrica de leche individual. Por lo general, tienen el mismo tamaño, pero, cuantos más alvéolos tenga un pecho, más fábricas de leche tendrá y más leche podrá producir. Cada pecho puede tener más o menos alvéolos, por lo que algunos pechos producen más leche que otros, incluso en la misma mujer. Y estos alvéolos se desarrollan en respuesta a la hormona prolactina, que trataremos cuando hablemos de tu producción de leche.

De lo que no se suele hablar es de las pequeñas glándulas alrededor de tus pezones, llamadas *glándulas de Montgomery.* Durante el embarazo se hinchan y empiezan a producir una sustancia cerosa que ni siquiera tiene un nombre, lo cual es sorprendente dado lo importante que es. Esta sustancia cerosa sirve para que tu bebé «encuentre» tu pecho cuando acaba de nacer y hasta que sus otros sentidos estén tan desarrollados como su olfato (capítulo 4).

Cómo liberan leche los pechos lactantes

Cuando tu bebé mama, tus pechos también ayudan. Pero solo pueden hacerlo si el bebé está bien agarrado y tú te sientes cómoda. La sensación agradable que sientes cuando está mamando es importante, porque estimula pequeños receptores en el pezón y la areola, que a su vez hacen que el cerebro libere hormonas. La principal hormona que libera tu cerebro en respuesta a una lactancia agradable es la oxitocina, la hormona del bienestar. Es la misma hormona que liberan las personas cuando se enamoran.

La oxitocina es una hormona maravillosa que cumple un montón de funciones en una madre que acaba de dar a luz.[6] Ayuda a que el útero vuelva a su tamaño anterior al embarazo. Te da una sensación de calma y felicidad, haciendo que literalmente te enamores de tu bebé (lo que se conoce como *vínculo fisiológico*). También viaja nuevamente al pecho para estimular las diminutas células musculares que rodean los alvéolos para expulsar la leche. Esta «expulsión» se denomina reflejo de eyección de la leche o bajada de la leche.[7] Algo interesante acerca de esas pequeñas células musculares es que *solo* se contraen cuando la oxitocina las estimula. Ninguna otra cosa hace que expulsen leche. Dado que la oxitocina solo se libera ante emociones o sensaciones físicas agradables, se deduce que...

Sensación agradable en tus pechos = liberación de oxitocina = buena bajada
Sensación dolorosa en tus pechos = no se libera oxitocina = no hay bajada

La subida de leche comienza entre 30 y 45 segundos después de que el bebé se agarre, porque las hormonas tardan en circular. La subida de leche puede durar entre 45 segundos y tres minutos y medio, y se produce más de una vez en una sesión de lactancia. ¡En algunas mujeres puede producirse cuatro veces! Después de la primera bajada, se expulsa más de la mitad de la leche del pecho. Después de la segunda, sale la mitad de la que queda. Si tienes en cuenta los tiempos y tienes una producción media, deberías poder vaciar cada pecho en unos diez o quince minutos. Si amamantas durante más tiempo, es posible que tu bebé no esté obteniendo mucha leche y que mame para tranquilizarse o se haya quedado dormido.[8] La lactancia prolongada también puede significar que algo va mal, sobre todo si es dolorosa (más información en el capítulo 6).

Sin una subida de leche, es difícil sacar leche de los pechos, porque mucha queda atrapada en los alvéolos. Por eso bombear no vacía los pechos de todas las mujeres como lo hace un bebé que mama de manera eficaz. También es por eso que el dolor, que impide la liberación de oxitocina, impide que tus pechos expulsen leche. En otras palabras, *amamantar con dolor hace que los pechos retengan leche*. Incluso las mamás con los pechos llenos no pueden vaciarlos cuando sienten dolor. Los pechos de algunas madres dependen tanto de la oxitocina que no liberan leche por muy llenos que estén. Puede parecer confuso si tus pechos están goteando constantemente. Pero si tienes mucha leche y queda atrapada en tus pechos, estos dejarán de producirla. También podrías acabar con conductos obstruidos e infecciones mamarias (más sobre esto en los capítulos 9 y 10).

LA PERSPECTIVA DE LA PACIENTE

Sara ha sido madre por segunda vez y tiene un bebé de dos semanas.

«Tengo muy poca leche —dice con expresión de responsabilidad y dolor—. Me pasó lo mismo con mi primer hijo. Es culpa mía, pero la asesora de lactancia me dijo que viniera de todos modos solo para comprobarlo».

Sara deseaba dar el pecho más que nada y estaba dispuesta a sufrir por ello. Y sufrió. Amamantó enseguida en el hospital, cada dos horas, como le habían dicho, para «maximizar» su producción. Aunque le dolía y le sangraban los pezones, perseveró. Estaba decidida a hacer todo lo posible para amamantar a este bebé después de haber fracasado con el primero. Pero, a las dos semanas, su bebé no ganaba peso y su bilirrubina estaba subiendo.

«El pediatra me dijo que le diera leche de fórmula. Pero primero quería verte a ti. Sé que tengo algo de leche, pero él quiere mamar todo el tiempo. Me saco un poco después con el sacaleches, así que sé que el bebé está tomando un poco». El miedo apareció en su voz. Miedo de estar matando de hambre a su bebé y vergüenza de estar siendo egoísta al querer amamantarlo. No quería darle a su bebé la leche de fórmula porque significaba que estaba claudicando.

Lo que Sara no sabía es que amamantar con dolor envía una señal inversa al cerebro de las madres lactantes. El típico consejo de seguir amamantando aunque duela para que el bebé no «olvide» el pecho va en contra de la fisiología. Al mismo tiempo, hace que el cerebro de la madre segregue una hormona que impide la salida de la leche y enseña al bebé que el pecho es una fuente de alimento difícil. Al seguir un consejo bienintencionado, Sara estaba *creando* una situación de bajo suministro para sí misma.

Cómo se establece y se mantiene tu suministro de leche

Primero hay que establecer tu producción de leche y luego mantenerla. La forma en que esto ocurre es complicada y depende del momento justo en que se haga. Hay muchas variables que cambian todos los días durante las primeras cuatro semanas de lactancia, por lo que cada día cuenta. Aquí supongamos que estoy hablando de un bebé y de una madre que es una productora promedio de leche sin problemas médicos. Recuerda que las experiencias al amamantar difieren enormemente dependiendo de tu producción real, de la que hablaremos en el capítulo 11.

Durante los primeros días tras el nacimiento del bebé, tus pechos producen calostro. Se trata de la «preleche», rica en nutrientes, que se produce en pequeñas cantidades (de 20 a 40 ml al día). Como el bebé ha estado inmerso en un medio acuoso durante tanto tiempo, el calostro es todo lo que necesita al principio. Del tercer al cuarto día, tus pechos empiezan a producir *leche de transición*, que es exactamente como suena: se trata de leche que cambia todos los días hasta que termina convirtiéndose en *leche materna madura.* Del tercer al cuarto día, tus pechos producen de 300 a 400 ml al día, y eso aumenta rápidamente en el quinto día a entre 500 y 800 ml al día de leche de transición.

Entre los días diez y catorce, tus pechos ya producen leche materna madura. La cantidad total de leche que puede producir una madre es muy variable, y con muy variable me refiero a que oscila entre 800 ml y miles de mililitros al día. En general, tus pechos producirán de 800 a 1.000 ml al día, suficiente para alimentar a tu bebé a partir de las cuatro semanas.

La producción de leche empieza siendo escasa y aumenta rápidamente durante las primeras dos o tres semanas. A las cuatro semanas, tus pechos producirán la misma cantidad de leche al día que a los seis meses. En otras palabras, cuando el bebé tenga cuatro semanas, el *volumen total* de leche que necesitará será el mismo que cuando crezca. Puede que mame con menos frecuencia cuando sea más grande, pero también tomará más leche en cada sesión.

La base de tu suministro de leche

Establecer tu suministro de leche es fundamental en las dos o tres primeras semanas. Para ello, la hormona prolactina desempeña un papel muy relevante.[9] La prolactina hace que el tejido mamario se convierta en fábricas de leche (alvéolos). Una mayor cantidad de alvéolos significa que tus pechos podrán producir más leche en cualquier momento dado. La glándula pituitaria del cerebro libera prolactina, que se multiplica por diez o por veinte durante el embarazo. Tras el nacimiento del bebé, mientras estás amamantando, los niveles se mantienen altos durante las primeras semanas, aunque también fluctúan a lo largo del día. Pero para que se libere prolactina hay que sentirse bien al dar el pecho. En otras palabras, sensaciones agradables en los pezones significan más prolactina para tus pechos. Tras las primeras semanas de lactancia, tus niveles de prolactina volverán a descender a los niveles previos al embarazo. Esto significa que tus pechos tienen más posibilidades de formar fábricas de leche —y desarrollar la capacidad de producir más leche— durante las primeras semanas. Después, es mucho más difícil aumentar la producción total de leche.

La prolactina tiene otra función. Crea más receptores en los alvéolos. Piensa en los receptores como «botones de encendido». Cuando la prolactina se une a sus receptores, ordena a los alvéolos que produzcan más leche para la siguiente sesión de lactancia. Cuanta más prolactina tengas en tu torrente sanguíneo durante las primeras semanas, más alvéolos tendrás y más receptores habrá en esos alvéolos. Con todos esos alvéolos, tus pechos se «encenderán» más fácilmente para producir leche. Esto es importante, porque después de unas semanas tu cerebro dejará de producir tanta prolactina aunque estés amamantando. Así que la ventana para fabricar más alvéolos se cierra después de las primeras tres o cuatro semanas. Pero, si ya tienes muchos alvéolos, solo necesitas un poco de prolactina que estimule a tus pechos para que produzcan mucha leche.

El momento en que todo esto ocurre es decisivo. Debido a la forma en que actúa la prolactina, amamantar normalmente durante las primeras semanas permite que tus pechos produzcan más leche durante toda la lactancia. Es importante detectar los problemas desde el principio si quieres salvaguardar tu producción. Si tu bebé no mama bien o si tú amamantas con dolor durante las primeras semanas, puedes perder la oportunidad de tener una buena producción de leche.[10] Esta situación es injusta y frustrante, porque las primeras semanas de lactancia son también las más confusas y abrumadoras. Las cosas cambian a diario, pero no puedes perder el tiempo con información inexacta. Si adoptas la actitud de esperar y ver qué sucede, es posible que no puedas recuperar lo que has perdido. Cuando se trata de la lactancia, casi todo depende del momento en que lo hagas.

Mantener tu suministro de leche

Después de las primeras semanas, tus pechos tendrán el mismo número de fábricas de leche que van a tener durante todo el tiempo que estés amamantando. Esto significa que tu *capacidad para producir leche* (la cantidad máxima de leche que tus pechos pueden contener en un momento dado) se fija a las cuatro semanas aproximadamente. Pero la cantidad total de leche que tus pechos pueden *producir* en un día depende de tres variables:

1. La frecuencia con la que vacías tus pechos,
2. La rapidez con la que vacías los pechos,
3. Si vacías los pechos completamente o no.

Hablemos de la oferta y la demanda. La producción de leche se regula tanto por la cantidad de leche que se vacía de los pechos como por la cantidad de leche que queda en ellos. Recuerda que tus alvéolos son fábricas de leche. Tienen receptores que se unen a la prolactina, que son los «botones de encendido» que hacen que produzcan más leche. Cuando los alvéolos están llenos de leche, esos receptores se estiran y deforman, por lo que la prolactina no puede «encenderlos». Cuando los alvéolos están vacíos, la prolactina puede conectarse fácilmente a los receptores, de modo que los alvéolos pueden producir más leche. El resultado final es que los pechos vacíos producen más leche que los pechos llenos.

Tus pechos tienen otra forma de controlar cuánta leche produces con una proteína llamada *factor inhibidor de la lactancia*, o FIL.[11] Cuando los alvéolos producen leche, producen FIL, así que cuanta más leche producen tus pechos, más FIL hay en ella. En otras palabras, los pechos más llenos no solo tienen más leche, sino que también tienen más FIL. Cuando la cantidad de FIL se acumula, impide que los alvéolos produzcan más leche y descompone los receptores de prolactina. Por lo tanto, cuanto más tiempo permanezca el pecho lleno de leche, más tiempo estará lleno de FIL y menos leche producirá. Cuando se vacía la leche de tus pechos, también se vacía de FIL.

El FIL es importante para que tus pechos puedan limitar su llenado. Si no tuvieras FIL, tus pechos podrían llenarse demasiado y tus alvéolos podrían romperse. El FIL también ajusta y controla la cantidad de leche que puede producir cada pecho. Esta proteína es la razón por la que la misma madre a veces produce diferentes cantidades de leche en cada pecho. También es la razón por la que extraer un flujo lento de una pequeña cantidad de leche termina reduciendo, con el tiempo, tu suministro general de leche.

¿La conclusión? Los pechos llenos producen menos leche que los vacíos. No solo eso, sino que, cuanto más rápido los vacíes (por ejemplo, diez minutos en lugar de una hora) y más frecuentemente lo hagas, más se llenarán de nuevo.

Los componentes nutricionales de la leche materna

Tu leche está personalizada. Cambia en función de los alimentos que ingieres y de la hora del día. El lugar donde vives y los tipos de bacterias y virus a los que estás expuesta también influyen. Pero, aunque no tengas una nutrición perfecta ni tomes suplementos, tu cuerpo hará todo lo posible por darle a tu bebé lo que necesita.

Un breve comentario sobre la *leche inicial* y la *leche final*. Los pechos producen solo un tipo de leche. Tiene un componente espeso y graso y otro componente más acuoso y azucarado. El componente graso suele demorarse más en salir y se atasca en los alvéolos y conductos porque es muy denso. El componente azucarado es más ligero, por lo que flota corriente arriba hacia los conductos y pezones. Cuando un bebé se agarra, obtiene la *leche inicial* azucarada primero, seguida de la *leche final* con contenido graso cuando se produce la bajada. Si te sacas leche y la dejas reposar en un biberón, la parte grasa de la leche flota en la superficie. Además, la leche materna puede tener diferentes «matices», como amarillo, azulado o verdoso. Incluso he visto leche materna naranja. Aunque parezca raro, todo esto es normal.

Independientemente de lo que comas, la leche materna suele tener la siguiente composición:

Calorías: 60-75 kcal/100 ml.
Agua: 90 g/100 ml de agua. Es decir, 87 por ciento.

Proteínas: 0,8-1,3 g/100 ml de proteínas, de las cuales el 30 por ciento es caseína y el 70 por ciento es suero de leche. Es decir, 7 por ciento en total.

Las proteínas del suero son líquidas e incluyen alfa-lactoalbúmina, lactoferrina, lisozima, albúmina sérica, inmunoglobulina secretora IgA (sIgA), insulina, factor de crecimiento epidérmico (EGF) y muchas enzimas. La mayoría de estas proteínas solo se encuentran en la leche humana, no en la animal, y contribuyen, entre otras funciones, a mejorar el sistema inmunitario del bebé, aportar nutrientes y activar otras proteínas. Algunas ayudan a proteger el intestino de tu bebé de infecciones, ya sean bacterianas, virales o fúngicas.

La caseína es la proteína más sólida y es menos digerible que el suero. La leche materna humana tiene mucha menos caseína que la mayoría de las leches animales. Por ejemplo, la leche de vaca tiene un 82 por ciento de caseína y un 18 por ciento de suero. Demasiada caseína puede sobrecargar los riñones de tu bebé, que se encuentran en proceso de maduración. La leche de vaca también contiene una proteína llamada beta-lactoglobulina que los bebés no pueden digerir. Por eso los bebés sufren cólicos y malestar estomacal con las fórmulas a base de leche de vaca. Algunos bebés son alérgicos a todas las proteínas de la leche.

Azúcar: 6,9 a 7,4 g/100 ml, de los cuales entre el 90 y el 95 por ciento es lactosa. Es decir, el 1 por ciento en total.

La lactosa es un azúcar, y se utiliza, sobre todo, como caloría. Pero una parte no se digiere y hace que las heces del bebé sean más blandas. Hay un tipo de azúcar, el oligosacárido, que controla el tipo de cepas bacterianas que crecen en el intestino de tu bebé y ayudan a protegerlo contra las infecciones. Este azúcar es importante porque alimenta las bacterias sanas del intestino del bebé, el microbioma. Esta parte azucarada de la leche materna (la leche inicial) se produce en los alvéolos, pero sube flotando hasta los conductos, porque no es tan pesada como la leche final.

Grasa: de 3 a 5 g/100 ml, principalmente, en forma de ácidos palmítico y oleico. Es decir, el 4 por ciento.

Las grasas aportan la mitad de las calorías de la leche. El contenido de grasa de la leche varía a lo largo del día y aumenta con el tiempo cuanto más amamantes. Aunque todos los componentes de la leche se fabrican en los alvéolos, las grasas son más pesadas y tienden a quedarse pegadas atrás, así que tu bebé tiene que pasar por las partes azucaradas antes de llegar a las grasas. Esta leche grasa del final de la toma tarda más en salir. Cuando tu bebé recibe la leche final, la grasa de su intestino delgado indica a su cerebro que libere una hormona que lo hace dejar de comer y dormirse (ve al capítulo 4). Ciertos ácidos grasos, como el DHA (ácido docosahexaeónico) y ARA (ácido araquidónico), solo se encuentran en la leche materna, no en la leche animal, y son vitales para el desarrollo cerebral y ocular de tu bebé.

Vitaminas y minerales: 0,2 g/100 ml en total.

Tu leche materna contiene las siguientes vitaminas y minerales:

- 200 mg/100 ml de sodio,
- 25 mg/100 ml de calcio,
- 9 mg/100 ml de fósforo,
- 5 mg/100 ml de vitamina C,
- 3,5 mg/100 ml de magnesio,
- Cantidades menores de hierro, cobre, zinc, vitamina A, ácido pantoténico, ácido nicotínico, yodo y vitaminas K, D, E y B.

Tu leche tiene muy poco hierro y una pequeña cantidad de zinc que disminuye con el tiempo. Afortunadamente, tu bebé nace con la suficiente cantidad de hierro para los seis primeros meses. Cuando empiece a comer sólidos a los seis meses, debería obtener el zinc y el hierro que necesita a través de la alimentación. No ocurre lo mismo con la vitamina D, que obtenemos principalmente a través del sol.

Como la leche materna se queda sin ella, tu pediatra te recomendará que le des un aporte adicional de vitamina D a tu bebé cuando cumpla seis meses.

Elementos celulares

La leche materna contiene muchas células vivas. La mayoría de ellas son células inmunitarias activas que tus pechos personalizan en función de la saliva de tu bebé. Otras son células madre que ayudarán a tu bebé en el futuro. A través de la leche también se transmite información genética que activa y desactiva genes en tu bebé.

Ahora que ya conoces la mecánica de cada parte por separado (bebé y pecho), hablemos de cómo interactúan.

4

Agarrarse al dulce: el bebé y su encuentro con el pecho

Aunque pueda parecer simple a primera vista, la lactancia materna es más que poner el pezón en la boca del bebé y dejar que mame. Es tan bonita como compleja, y, cuando funciona correctamente, es fácil ver por qué todo el mundo es tan fan de la lactancia materna.

Cuando escuchamos la palabra *lactancia*, pensamos en el *acto* de la lactancia. Pero no pensamos en todo lo que debe funcionar para que esto ocurra. En primer lugar, hay dos personas involucradas: tú y tu bebé. Aunque cada uno tiene un médico que le atiende individualmente, no hay una especialidad médica para atenderos a las dos juntas. Tú tienes a tu obstetra y tu bebé tiene a su pediatra. Cuando vayas al médico, lo más probable es que os considere a ti y a tu bebé por separado. Pero la lactancia trata, justamente, con una «unidad».

En este capítulo retomaremos lo aprendido en el capítulo 3 y lo pondremos en contexto, analizando las partes importantes para que puedas entender realmente cómo funciona todo el proceso. Cuando este «engranaje» funciona a la perfección, es increíblemente genial.

La mecánica de la lactancia materna

Encontrar el pecho

Cuando los bebés nacen, son funcionalmente ciegos. Perciben el mundo a través del tacto y, sobre todo, del olfato. El olor que más los atrae biológicamente es también su fuente de alimento más probable: tus pechos. Las glándulas de Montgomery en tus pezones producen una sustancia cerosa que tiene un olor particular.[1] El olor es muy potente para tu bebé, y la guía hacia tus pechos. Se sabe que las bebés se arrastran por los pechos de su madre para encontrarlo. El olor también provoca que la bebé abra bien la boca cuando lo alcanza.

Apertura de la boca

Hemos hablado un poco de la apertura de la boca en el capítulo 3, pero ahora me gustaría entrar un poco más en detalle. La apertura es la parte más importante de la lactancia, ya que sin ella no se puede amamantar normalmente. La apertura consiste en que la bebé realmente desencaja la mandíbula para poder abrir bien la boca y mantenerla así, sin tener que hacer el esfuerzo voluntario de abrirla. La apertura es una posición relajada, para que tu bebé no malgaste su valiosa energía intentando abrir la boca, en lugar de esforzarse en extraer leche de tus pechos. No se trata simplemente de articular la mandíbula, lo cual requiere esfuerzo.

La apertura es un reflejo, es decir, es automática. Tu bebé abrirá bien la boca si acercas su barbilla a la piel cercana al pecho. También lo hará si le tocas la barbilla o te huele el pecho. Sucede muy deprisa, por lo que es difícil de medir. Puede parecer que tu bebé está abriendo bien la boca, pero no lo sabrás con seguridad hasta que hagas que se agarre al pecho y sientas que está *bien* agarrada. Cuando tiene la boca abierta, debería poder encajar todo tu pezón y la mayor parte de tu areola en la boca.

Si la bebé realiza repetidos esfuerzos por agarrarse al pecho y no consigue sacar leche, acabará perdiendo el reflejo de apertura. Además, como el reflejo de apertura es automático, si no lo hace con normalidad, significa que *no puede* hacerlo. También es importante conocer la diferencia entre el reflejo de apertura y el *reflejo de búsqueda.*

El reflejo de búsqueda ocurre cuando la bebé gira la cabeza hacia un lado y abre un poco la boca cuando le tocas la mejilla. Suele hacerlo más a menudo cuando tiene hambre.

El agarre perfecto

Antes de prender a la bebé, debes «preparar» el pecho para conseguir que la leche fluya y el pezón esté preparado. La doctora Jane Morton describe una gran manera de hacerlo en el sitio web de la Facultad de Medicina de Stanford.[2] Coloca los dedos índice y pulgar uno frente al otro sobre la areola. A continuación, presiónalos hacia abajo, en dirección al pecho, y júntalos hasta que se encuentren justo fuera del pezón.

Hazlo varias veces hasta que la leche que está en los conductos superficiales salga del pezón. Ahora ya estás lista para tu bebé.

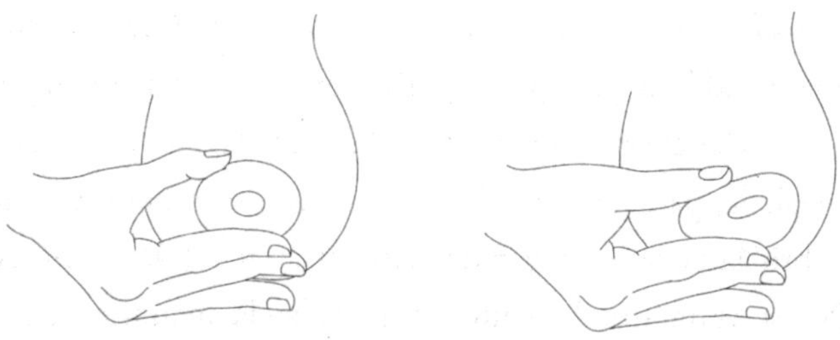

Voy a describir la mejor manera que he visto de conseguir que tu bebé se agarre al pecho. Obviamente, hay muchas formas de dar el pecho. Incluso hay libros enteros sobre todas las diferentes posiciones y formas de agarre. Piensa en este como un agarre a prueba de fallos. Es la forma más sencilla y eficaz de asegurarse de que la bebé se agarra correctamente y puede extraer leche de tu pecho. Si tú y tu bebé domináis este agarre, podréis utilizar cualquier agarre y cualquier posición que deseéis y funcionará. Si no lo domináis, se trata de una señal de que algo va mal. Sin un buen agarre, no se aplica ninguna de las «reglas» de la lactancia materna.

Utiliza las siguientes imágenes como referencia mientras describo los pasos.

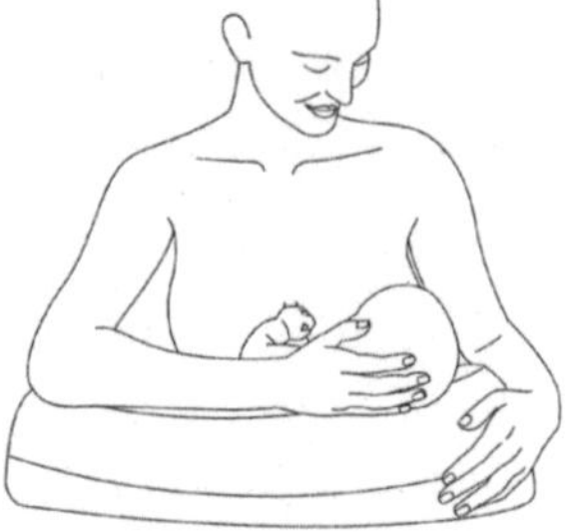

Figura 1: Coloca a la bebé sobre la almohada.

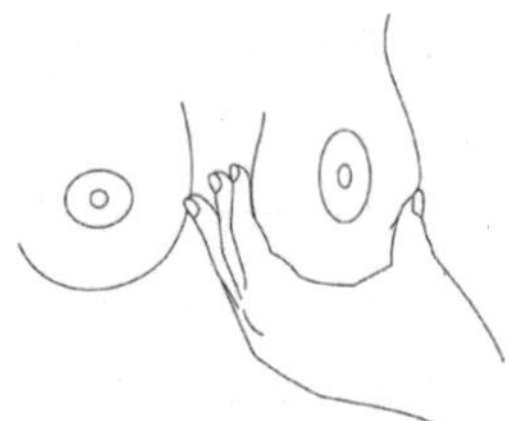

Figura 2: Ahueca el pecho formando una U.

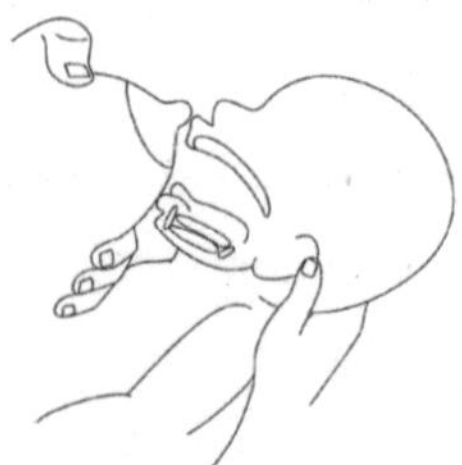

Figura 3: Sostén a la bebé con la nariz pegada al pecho.

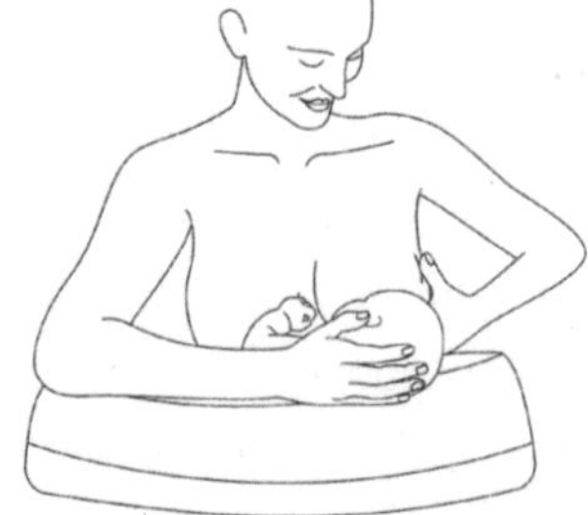

Figura 4: Prende a la bebé al pecho. Mantén la posición de cuna cruzada.

Siéntate en una silla, preferiblemente con reposabrazos, o en un sofá. Asegúrate de tener un buen apoyo para la espalda, porque no te inclinarás hacia delante para dar el pecho. Coloca un cojín normal en tu regazo y, por encima, el cojín Boppy. Si utilizas un cojín My Brest Friend, debe ser lo suficientemente alto. Incluso puedes utilizar una combinación de cojines, como el Boppy y el Littlebeam o el cojín Butterfly. Coloca a la bebé sobre el cojín con la cabeza junto al pecho del que quieras amamantar. Ya estás lista para empezar.

En primer lugar, forma una U con tu mano. Debe ser la mano del mismo lado que el pecho. Ahueca el pecho por debajo y aprieta el pulgar y los dedos para unirlos, aplanando el pecho. Asegúrate de agarrar el pecho lo más lejos posible de la areola, incluso apoyando la mano contra la pared torácica. La idea es tener la mayor cantidad posible de areola libre para que metas toda la que puedas en la boca de la bebé. Sujeta el pecho de esa manera, manteniendo el pezón apuntando hacia arriba, no hacia abajo.

A continuación, sujeta la cabeza de la bebé con la mano contraria, colocando el dedo índice y el pulgar detrás de las orejas, alrededor de la base de la cabeza y el cuello. Acércale la nariz al pezón para que lo huela. El olor de tu pecho hará que abra mucho la boca. Cuando tenga la boca muy abierta, acerca rápidamente su labio inferior y apóyalo sobre el borde de la areola. Luego empuja su boca bien abierta sobre el pezón y contra el pecho. Esto sucederá rápido, así que puede que tengas que intentarlo varias veces antes de conseguirlo. Aunque te sientas tentada a hacerlo, no te inclines hacia abajo para meterle el pecho en la boca. No solo te dañará la espalda, sino que también hará que sea más difícil conseguir que toda su boca abarque tu areola.

Una vez que esté sobre tu pecho, su boca debería abarcar todo tu pezón y la mayor parte de tu areola. El pezón debe llegar bien atrás, a la parte posterior de su garganta, de modo que no sientas nada que lo toque. El borde más alejado de tu areola debe estar apoyado entre su encía superior y su lengua. Desde fuera, el labio superior y el inferior deben sobresalir, pero es más fácil ver el superior. Mientras la sensación sea agradable, no hace falta que veas el labio inferior. Ahora tu bebé está bien agarrada.

Succionar y tragar

Una vez que la bebé esté bien agarrada, la parte frontal del paladar o paladar duro se llenará con tu pecho. Como aprendimos en el capítulo 2, esto desencadenará su *reflejo de succión*. Levantará la parte delantera de la lengua y comprimirá el pecho contra el paladar de su boca. Luego llevará la lengua al fondo de su garganta. Esta compresión y tracción de la lengua hace que la leche se impulse hacia delante por los conductos galactóforos y evita el reflujo. También estira el pezón y la areola hasta una vez y media más que su tamaño original. Por eso, con el tiempo, la lactancia, en realidad, cambia la forma de tus pezones. Si la lactancia es agradable, los pezones acabarán adaptándose a la boca de la bebé. Si te duele, significa que no está bien agarrada, y comprimirá y pellizcará tu pezón hasta darle forma de pintalabios (ver capítulo 10).

Ahora, con la lengua en la parte posterior de su garganta, entra en acción su *reflejo de deglución*. Su mandíbula caerá para crear un vacío, extrayendo más leche de tus pechos. La leche saldrá por tu pezón y entrará en su esófago, y la bebé deglutirá. Para mayor protección, su paladar blando se levantará y cerrará su cavidad nasal para que la leche no salga por la nariz de la bebé. Su laringe también se moverá hacia arriba y hacia delante para evitar que la leche entre en su tráquea y sus pulmones.

Y todo el ciclo de succión y deglución comenzará de nuevo.

Recuerda que el reflejo de succión de tu bebé se activará independientemente de lo que le presione el paladar. Tu dedo, un chupete, un biberón, cualquier cosa que estimule el paladar la hará succionar. Por el contrario, si el paladar es alto o tu pecho no puede llegar hasta el fondo de su boca, es posible que no succione en absoluto.

La bajada

Entre 30 y 45 segundos después de sentir con satisfacción que tu bebé succiona y deglute, tu cerebro liberará la hormona oxitocina. La oxitocina viaja por tu torrente sanguíneo hacia tus senos y hace que las pequeñas células musculares alrededor de las fábricas de leche expriman más leche y desencadenen la bajada. Para conservar la leche del otro pecho, esto solo sucede en el pecho que la bebé está amamantando. El otro pecho puede gotear, pero de él no saldrá tanta leche como del lado del que estás amamantando, de modo que tu pecho puede guardar esa leche para cuando la bebé la necesite.

A veces, la bajada de la leche no se produce cuando te extraes leche, porque tu cerebro libera más oxitocina cuando tienes una sensación agradable en la areola. Esta «presión positiva», que es consecuencia de comprimir y traccionar la lengua sobre la areola, combinada con la acción de la oxitocina que empuja la leche hacia fuera, es la principal forma en que se vacían tus pechos. La «presión negativa» del vacío que se crea cuando tu bebé deja caer la mandíbula tiene una función muy escasa en la extracción de la leche. Los sacaleches utilizan solo la presión negativa, o el vacío, para extraer la leche del pecho. No es de extrañar que no funcionen igual para todas las madres. De hecho, algunas mamás no pueden sacar nada de leche utilizando solo un sacaleches.

Mantener el pecho en posición

Una vez que la bebé esté mamando, debes asegurarte de que el pecho se mantenga en su sitio. Cuando tú y tu bebé «encajáis» bien, la única fricción que debes sentir es la lengua de la bebé sobre el pecho y la areola. No deberías sentir nada en el pezón. Tu pezón debe estar situado bien atrás de su garganta, sin moverse en absoluto. La ausencia de movimiento significa ausencia de fricción. La ausencia de fricción significa ausencia de dolor. Cuanta más superficie del pecho llene la boca de la bebé, más fácil es mantener este agarre profundo. Dependiendo del tamaño y la forma de tu pecho y de cómo «se acopla» tu bebé, quizá puedas soltar el pecho y, simplemente, dejar que amamante.

A veces, para que todo se mantenga estable, tendrás que sujetar el pecho con una mano y la cabeza de la bebé con la otra. Incluso puedes sostenerle la cabeza con un paño para eructar enrollado o una manta. Algunas recién nacidas al principio no tienen fuerza suficiente para sostener un pecho pesado en la boca. Esto puede ser a causa de la forma, el peso, el tamaño, la turgencia y otras características de los pechos de la madre. Por ejemplo, si tienes un pecho grande y pesado, aunque tu bebé esté bien agarrada, tu pecho puede salirse de su boca por el mero peso. Del mismo modo, si tienes los pechos más planos y están firmes porque están llenos de leche, puede que tu bebé no consiga «tomar un bocado» lo suficientemente grande. No tendrás que hacerlo para siempre. Con el tiempo, los músculos de la boca de tu bebé, también llamados *apoyos para la succión*, se fortalecerán lo suficiente como para que pueda sostener tu pecho en la boca sin ayuda. (Dato interesante: las bebés que toman el pecho tienen apoyos para la succión más fuertes que las que solo se alimentan con biberón). Pero si prendes a tu bebé al pecho y se resbala una y otra vez, prueba primero a sujetarte el pecho antes de pasar a las intervenciones. Recuerda: el objetivo es minimizar la fricción y estabilizar todo el sistema.

Postura y cómo debe ser el agarre

Cuando tu bebé está bien agarrada, deberías poder inclinarte hacia atrás para apoyar la espalda y tirar de los cojines hacia ti para apoyarla. No debes inclinarte hacia delante. Además, fíjate en la tensión que hay en el resto de tu cuerpo. Si tienes los hombros levantados, relájalos. Si te estás apretando demasiado el pecho, relaja los dedos. Si los dedos de los pies se contraen de dolor, entonces algo va mal. Detente de inmediato e intenta prender a tu bebé de nuevo. Si intentas que se vuelva a agarrar y hagas lo que hagas te sigue doliendo, es mejor detener la sesión, bombear leche con el sacaleches, probar con un biberón y pedir ayuda. No sigas a pesar del dolor.

Cuando mires desde arriba, tu bebé debe parecer tranquila pero estar succionando activamente. Es probable que solo puedas ver su perfil lateral, lo que significa que está en la posición correcta. Debe poder respirar por los lados de los orificios nasales, aunque tenga la nariz pegada al pecho. Si observas cuidadosamente, puedes verla tragar. La parte blanda de la garganta, debajo de la barbilla, debe dilatarse una fracción de segundo cada vez que la leche baja por el esófago. Su cuello debe estar situado a un ángulo de 90 grados con la mandíbula, no doblado hacia delante. Este ángulo proporciona espacio suficiente para que baje la mandíbula y cree un vacío interno al deglutir. Si tiene el cuello demasiado estirado, no podrá utilizar los músculos del cuello para ayudarse a deglutir. A veces succiona un par de veces y luego deglute, y a veces deglute cada vez que succiona.

Puede ser engañoso si succiona y succiona pero solo deglute algunas veces. No debería tener que hacer tanto esfuerzo. Del mismo modo, si succiona un poco y luego se duerme, intenta despertarla para mantenerla alimentándose activamente en el pecho. A veces, las bebés prematuras se quedan dormidas porque sus reflejos aún no están completamente activos. La ictericia, una afección común en los recién nacidos, también puede adormecer a tu bebé. A pesar de que las bebés se toman pausas durante las sesiones de amamantamiento, si la tuya está prendida pero sin mamar activamente, esto no cuenta como amamantamiento.

¿Cuánto debe durar la lactancia?

Con un agarre perfecto, la lactancia debe durar de diez a quince minutos en cada pecho, y tu bebé debería querer comer cada dos o tres horas. Se trata de tiempos medios que pueden variar de un día a otro y a lo largo del día. A medida que tu bebé crezca, el tiempo que tarda en mamar debería acortarse y el tiempo entre las sesiones de lactancia debería extenderse. Esto se debe a que, durante el primer mes, el suministro aumenta y tu bebé debería ir perfeccionando el arte de obtener tu leche.

Es posible que muchos miembros de la comunidad de lactantes no estén de acuerdo porque no les gusta quedar atados a números y tiempos. Pero presta atención: cada díada madre-hijo es diferente. Algunas bebés comen durante más o menos tiempo porque cada madre tiene una producción y una subida de leche diferentes. Pero los números nos dan un marco de referencia. Sin un marco de referencia, es fácil agrupar todo en el espectro de lo normal en lugar de identificar que algo va mal.

Por ejemplo, si tu bebé mama veinte minutos en lugar de quince, está bien. Si deja pasar dos horas en lugar de tres, vale. Pero si se prende durante una hora y tiene hambre una hora después de mamar, algo va mal. No debería tardar tanto tiempo, y, si lo hace, no solo está trabajando demasiado, sino que tampoco está vaciando tus pechos lo suficientemente rápido como para que se llenen de nuevo para la siguiente toma. Si esta situación continúa durante días o semanas, podrías perder tu producción de leche y tu bebé podría perder peso.

Por el contrario, si tienes una gran producción, puede que tu bebé solo mame cinco minutos cada dos horas. Aunque es posible que gane mucho peso, puede que solo esté tomando la leche azucarada del inicio y no la leche grasa del final, por lo que nunca se siente saciada. También puede provocarle heces acuosas, causarle gases y hacer que regurgite mucho.

Si lo tuyo no son los tiempos ni los números y quieres estar segura de que tu bebé come lo suficiente, retrocede un paso y adopta una visión de conjunto. Mientras gane peso y tenga la cantidad adecuada de pañales mojados y sucios al día (ve a la página 113), y no sientas dolor en los pechos, que se llenan antes de amamantar y se vacían después, vas por buen camino.

¿Hay que dar el pecho siempre?

Existe el mito de que, si das el pecho, debes ofrecer siempre el pecho antes del biberón para que la bebé no lo «olvide». Esto no sucederá. Tampoco es cierto que si le das a tu bebé un biberón, elegirá al biberón antes que a ti. Entonces, ¿por qué se han propagado estas creencias durante tanto tiempo? Yo lo achaco a un malentendido de causa y efecto.

En primer lugar, la bebé no puede olvidar el pecho. Está programada para encontrarlo a través de sus reflejos. El contacto piel con piel hace que ambas liberéis oxitocina y crea un vínculo entre vosotras. El sonido de tu voz hace que quiera buscarte (aunque al principio no te vea). Tu olor, especialmente esa sustancia cerosa alrededor de los pezones, la ayuda a «encontrar» tus pechos. Estos reflejos son importantes, porque la bebé quiere sobrevivir, y para sobrevivir necesita comida y protección, algo que tú proporcionas. La mejor manera de estropear esto es enseñarle a tu bebé a ignorar sus reflejos. Esto ocurre más a menudo de lo que crees, aunque normalmente con la mejor de las intenciones.

Evitar el primer contacto piel con piel es una forma de hacerlo. A diferencia del pasado, cuando los médicos separaban a propósito a madres y bebés, hoy en día esto solo ocurre por razones médicas. Las cesáreas pueden retrasar el contacto piel con piel. El sufrimiento fetal o la necesidad de la bebé de atención médica inmediata es otra causa. Cuando son prematuras o necesitan un tratamiento en la unidad neonatal de cuidados intensivos, el contacto físico con ella se ve limitado o incluso impedido.

Otra forma de enseñar a tu bebé a dejar de elegir tu pecho es anular sus reflejos. Las tetinas de silicona y los biberones de plástico no significan nada para ella a menos que *aprenda* a elegirlos antes que a ti. ¿Cómo se consigue esto? Una forma es darle el pecho repetidamente cuando no recibe leche de ti (puede que tu suministro de leche aún no esté establecido o que ella no pueda transferirla), y luego seguir con un biberón de leche de fórmula o leche materna. Cuando huele tu pecho, mama y no recibe comida, *aprenderá* que tu pecho no la alimenta. Cuando a continuación le das un biberón porque necesita comer, aprenderá que el biberón significa comida. Si lo repites una y otra vez, antes de que te des cuenta *aprenderá* que el olor de tu pecho equivale a ausencia de comida, pero que el contacto con la tetina de silicona significa mucha comida. Rápidamente, empezará a elegir el biberón antes que a ti. (Este fenómeno también es conocido como aversión al pezón, del que hablaremos en el capítulo 12).

En resumen, si tu bebé puede mamar con normalidad y obtener leche de ti, os sentiréis bien las dos. Si le das un biberón de vez en cuando, no preferirá automáticamente el biberón antes que a ti. De hecho, muchas bebés rechazan los biberones que les da su madre porque desean la leche directamente de la fuente. Incluso si tu bebé aprende a evitar tus pechos, por lo general puedes entrenarla de nuevo para que vuelva.

La experiencia de la lactancia

Hay tres partes básicas en la lactancia materna:

1. Tu bebé debe ser capaz de obtener la leche de tu pecho (el acto de amamantar).

2. Debes tener un buen suministro de leche.
3. Tu bebé debe querer ir a tu pecho.

Aunque cada parte pueda parecer sencilla por sí sola, las tres están estrechamente relacionadas y dependen unas de otras. Por ejemplo, si tu bebé no puede sacar leche de tu pecho con facilidad, tu suministro disminuirá a menos que te extraigas leche. Si tu suministro es bajo, ella acabará frustrándose o dejará de mamar. Puede que tengas mucha leche, pero, si la bebé no puede extraerla, llorará cuando se acerque a ella. Tendemos a centrarnos en las partes más pequeñas de la lactancia. Pero hay que dar un paso atrás y observar la visión de conjunto.

Un agarre cómodo con una succión, deglución y bajada normales dan lugar a la transferencia más eficaz de leche del pecho al bebé. Esta serie de acontecimientos influye en todos los demás resultados de la lactancia. Si la bebé no puede agarrarse al pecho correctamente y extraer la leche, y tus pechos no la expulsan, entonces no puede aplicarse ninguna de las «reglas» de la lactancia.

Pero no te preocupes todavía. Vamos a recorrer paso a paso los primeros y más importantes meses de la lactancia para que conozcas a fondo el proceso.

SEGUNDA PARTE

Vía Láctea: guía semanal de los tres primeros meses de lactancia

5

¡Felicidades! Acabas de tener un bebé. ¿Y ahora qué?

Acabas de tener un bebé. Ahora tendrás que decidir cómo alimentarlo, y tendrás que hacerlo en los momentos vertiginosos de después del parto, cuando lo más probable es que solo quieras echarte una siesta. Ya sea que estés analizando los consejos de tu apresurada reunión con un consultor de lactancia atareado en el hospital o esforzándote por comprender cómo entender las señales de tu bebé tras un parto en casa, en este capítulo encontrarás todo lo que necesitas saber para empezar a dar el pecho. Hablaremos de cómo el tipo de parto afecta a la lactancia y de qué tipo de apoyo tienes a tu disposición. También hablaremos de cómo afrontar la rápida sucesión de consejos de médicos, consultores de lactancia y enfermeras del área de maternidad del hospital, así como de las diferencias entre el parto en el hospital y en casa. Pero, antes, permíteme compartir…

Mi historia

La mañana en que nació mi hija, la enfermera la llevó a mi habitación envuelta en una manta. Lo primero que pensé fue: «Qué preciosa es». Mi segundo pensamiento fue: «¿Por qué me confían a mí a este pequeño e indefenso ser humano?». Había pasado tanto tiempo preparándome para el parto que no había pensado en nuestros primeros momentos a solas. No tenía ni idea de qué hacer.

Nació alrededor de las dos de la mañana, así que yo había dormido muy poco. El parto no fue exactamente como esperaba. Había planeado un parto vaginal sin medicamentos, algo que conseguí. Lo que no había previsto era pasar tener el cuello uterino cerrado a una dilatación completa en menos de una hora. Tampoco me había preparado para que el cordón estuviera enrollado alrededor de su cuello, de modo que cada vez que yo empujaba, su frecuencia cardíaca disminuía. Cuando llegó el momento de que me la extrajeran, me sentí aliviada al ver que el obstetra de guardia traía un carro con equipo médico. En mi delirio, había supuesto que por fin me iban a poner la epidural que había rechazado al principio. También me equivoqué en eso. En cambio, el obstetra sostuvo en el aire un enorme instrumento de metal con aspecto de espátula. Luego pronunció las palabras más honestas que ningún médico me ha dicho nunca: «Esto te va a doler más que cualquier cosa que hayas sentido antes». Un dolor de color rojo llenó mi cerebro, y, con un empujón sostenido, mi bebé estaba fuera. Estaba sana y, a pesar del *shock*, yo también.

Una enfermera me la trajo y me la puso en el pecho unos instantes antes de llevársela para bañarla. Fue breve pero dulce. Me desmayé mientras me cosían, agradecida por las pocas gotas de Demerol que finalmente me dieron para el dolor.

Eso fue lo último que recuerdo antes de despertar en mi habitación del hospital. Era una persona completamente nueva. Era madre. Y mi bebé, tapada y envuelta, era perfecta. Ese ángel perfecto lloraba y se metía las manos en la boca. Privada de sueño, un poco dopada y con la emoción a flor de piel, me pregunté qué necesitaba mi hija. Entonces, justo a tiempo, mis pechos empezaron a gotear. Era madre. Y ser madre significaba amamantar a mi bebé.

Amamantar siempre había sido mi plan. Mi madre me amamantó durante más de dos años. Cuando yo era pequeña, ella solía presumir de su suministro continuo, y de haber engordado a cada uno de sus cuatro bebés hasta que alcanzaron proporciones épicas. A pesar de que la lactancia materna estaba pasada de moda en aquella época, mi madre se empeñó en hacerlo porque, para ella, la lactancia era sinónimo de maternidad. Mis hermanas y numerosas amigas tenían perspectivas y experiencias similares. Nunca se me había pasado por la cabeza que mi camino sería diferente.

Tomé a mi bebé en brazos para calmarla y me senté en la cama. Suponiendo que la lactancia era tan obvia como me habían dicho, saqué mi pecho y se lo ofrecí. Al cabo de unos minutos, abrió la boca y se prendió. Me dolió. No tanto como el parto, pero casi. La leche salía por los costados de su boca, así que supuse que todo iba bien. Después de unos minutos, dejó de mamar, pero la mantuve en mi pecho. Lo poco que había leído sobre la lactancia decía que era importante que hubiera mucho contacto piel con piel, así que la mantuve prendida. El dolor fue una sorpresa, pero supuse que era igual que el parto: el que algo quiere, algo le cuesta.

Una enfermera de partos asomó la cabeza para ver cómo estábamos. «Parece que lo estáis haciendo muy bien», dijo.

«¿Es normal que duela?», pregunté, preocupada por parecer quejosa.

«No, tiene que ser agradable, pero también duele. Es parte del proceso de endurecimiento», me aseguró.

No me gustaba la idea de que mis pezones tuvieran que pasar por un «proceso de endurecimiento», pero yo qué sabía. A medida que pasaba el día, mis pechos parecían más llenos y mi bebé seguía mamando. Aunque los pezones me dolían cada vez más, a mi hija no parecía importarle. De hecho, estaba claramente enamorada de ellos, porque cada vez que intentaba quitármela del pecho, lloraba. A la mañana siguiente, me había acostumbrado tanto al dolor punzante de mis pechos que empecé a creer que era una señal de amor.

No fue hasta el segundo día, cuando mis pezones empezaron a sangrar, que me cuestioné todo el asunto de la lactancia materna. Desesperada por dormir una siesta, dejé que las enfermeras le dieran un biberón. Después de comer, durmió tres horas enteras. Me quedé atónita. Nunca dormía tanto después que yo le dara el pecho. Me alegré por ella, pero me puse celosa. No quería que amara el biberón más que mis pechos, así que redoblé mis esfuerzos. A pesar del dolor y de las largas sesiones de lactancia, la amamanté de forma sostenida hasta que nos dieron el alta.

En el hospital, todas las enfermeras me dijeron lo bien que lo estábamos haciendo. Incluso el pediatra estaba contento con nuestros progresos. Me sentía una superheroína, y mis pezones arruinados eran la prueba.

No fue hasta que visitamos al pediatra la semana siguiente que tuve motivos para alarmarme. Mi hija había perdido más peso de lo normal. Sin preguntarme por mi suministro ni por los horarios de la lactancia, me dijo que tenía que empezar a complementar la lactancia con leche de fórmula. No tuve más remedio que obedecer.

Tu historia de parto

Este tipo de nebulosa borrosa es bastante común cuando das a luz. Lo único que tienen en común todos los partos es que, por mucho que los planifiques, nunca puedes estar segura de cómo acabarán. Pueden empezar de una manera y acabar de otra. Los partos en casa pueden convertirse en partos en el hospital, y los partos vaginales en cesáreas. El mejor parto es aquel en el que tanto la madre como el bebé están sanos. Si tienes el parto que querías, ¡maravilloso! Pero, aunque no sea así, puedes adaptarte a las circunstancias y empezar, de todos modos, la lactancia materna con buen pie.

Comienza a pensar en los posibles desenlaces de parto cuando aún estés embarazada. No hagas suposiciones. Haz muchas preguntas, pero recuerda: no todos los consejos son iguales. Si algo no resuena contigo, no lo tomes como una verdad absoluta.

Y, sobre todo, confía en tu intuición.

En el vientre materno es donde sucede

La posición en el vientre materno es algo de lo que rara vez se habla cuando se trata de la lactancia materna. Pero, sorprendentemente, es lo que más puede influir en ella. La posición del bebé en el útero determina la forma de su cuerpo, y la mayor parte de su cuerpo es la cabeza. La mayoría de las veces, los bebés se mueven durante todo el embarazo hasta las últimas semanas, cuando se ponen cabeza abajo y permanecen así hasta el parto. Cuando los bebés se mueven mucho, la forma de su cabeza es más redondeada y sus mandíbulas solo están levemente retraídas. Pero a veces el bebé adopta una posición al comienzo del embarazo y permanece así durante la mayor parte del tercer trimestre. En este período también es cuando está creciendo más y más rápido, por lo que las estructuras rígidas que rodean la cabeza, es decir, tus costillas y la pelvis, moldean la forma de esta.[1]

Por ejemplo, si tu bebé permanece de costado al final del tercer trimestre, se encuentra en lo que se denomina *posición de nalgas*. Su cabeza está metida debajo de tu caja torácica, por lo que, a medida que crezca, adoptará la forma correspondiente.[2] Del mismo modo, si se pone cabeza abajo *a principios* del tercer trimestre, su cabeza tendrá la forma del interior de tu cintura pélvica. Debido a la forma de tu pelvis, su cabeza adoptará una forma oblonga. El eje de su cabeza será más vertical que redondo, lo que afecta el modo en que se podrán mover todas las estructuras de su cabeza y cuello. Dependiendo de la profundidad a la que se encuentre en tu pelvis, esta posición puede facilitar el parto, pero suele hacer que la lactancia sea más difícil.

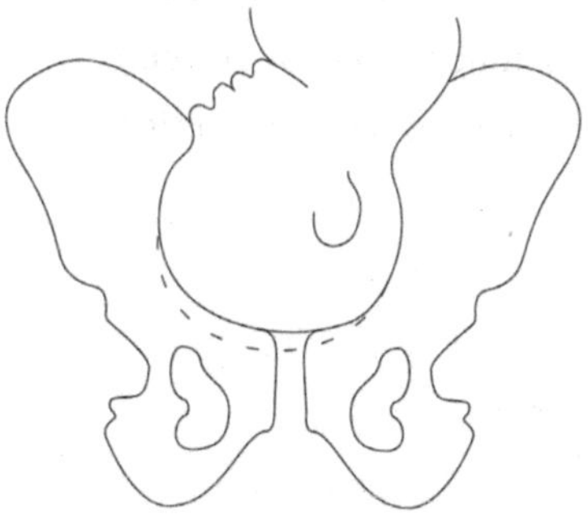

Figura 1: Cabeza hacia abajo, no encajada, forma de la cabeza más redondeada.

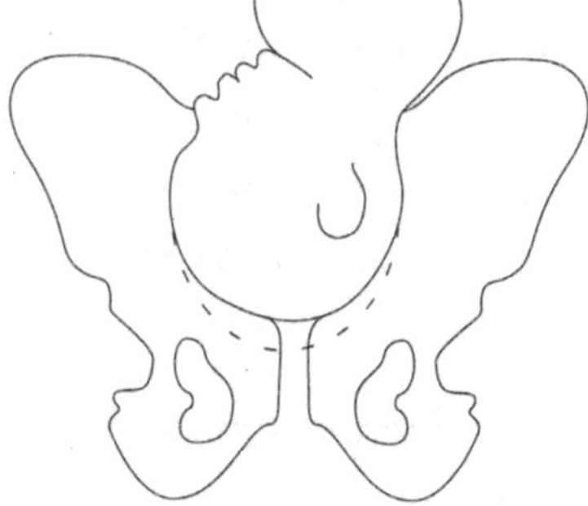

Figura 2: Cabeza hacia abajo, encajada, forma oblonga de la cabeza.

Los médicos especialistas en osteopatía y osteopatía craneal están muy familiarizados con la forma en que la posición en el útero afecta el tamaño de la cabeza, y lo enseñan en sus cursos. Sin embargo, los médicos piensan en la forma de la cabeza por otros motivos. Describen la forma de la cabeza en función del modo en que nace el bebé.[3] Por ejemplo, si tu bebé nace por vía vaginal, los pequeños huesos de su cráneo deben superponerse para que quepa por el canal de parto. Si se utilizan ventosas o fórceps para el parto, el bebé puede sufrir hematomas y los huesos del cráneo también pueden desplazarse. En ambos casos, sus huesos craneales se «enderezarán» solos en el transcurso de los días o semanas después de nacer, pero no ocurre lo mismo con el modo en que su cabeza se formó en el útero. Esa forma es más permanente.

La forma de la cabeza de tu bebé es uno de los indicadores más importantes de lo difícil o fácil que será amamantarlo. Si sabes cómo afecta la forma de la cabeza de tu bebé en el útero su habilidad para amamantar, puedes incluso estar preparada antes de dar a luz (consulta el capítulo 10).

Tipo de parto

La forma en que nace tu bebé también puede afectar tu experiencia inicial con la lactancia materna. Repasaré los aspectos básicos, pero también deberías hablar con tu obstetra sobre las opciones de parto y de qué modo los métodos de parto pueden favorecer la lactancia o volverla más difícil.

Los partos vaginales espontáneos son los más comunes y los más sencillos. Un parto de este tipo ocurre cuando das a luz sin fármacos que inducen el trabajo de parto y no se utilizan ventosas ni fórceps para ayudar a salir al bebé. Este tipo de parto puede ocurrir en cualquier sitio: en casa, en el hospital, en el coche de camino al hospital, etc. Los partos en el agua también entran en esta categoría. Muchas mujeres trabajan con comadronas y *doulas* para ayudarlas en este proceso, que suele ser largo y doloroso. Tienes la opción de ponerte la anestesia epidural para aliviar el dolor o de no administrarte ningún medicamento. Para algunas mujeres, sin embargo, este tipo de parto no es posible. Debes hablar de tus opciones con tu obstetra.

En cuanto a la lactancia, los partos espontáneos son el ideal. Si, además, tu bebé está a término, tus hormonas estarán sincronizadas con el parto y tus pechos ya habrán comenzado a producir leche. Los reflejos de tu bebé estarán activos. Cuando un bebé viaja a través del canal de parto, queda recubierto de las bacterias que formarán su microbioma intestinal. Ese microbioma se alimentará mejor con tu leche materna. Tu bebé y tú tendréis contacto inmediato piel con piel, lo que hace que la oxitocina se libere en ambos. Algunas mujeres incluso dan el pecho enseguida, apenas sale el bebé.

Los partos vaginales inducidos son un poco diferentes. Estos partos ocurren igual que los partos vaginales normales, pero te administran un medicamento para que ocurra antes o más rápido. Suele haber un motivo de seguridad para ello: el parto no progresa después de romper aguas o el bebé se ha retrasado. Si tienes este tipo de parto, dependiendo de lo avanzado que esté tu embarazo, es posible que la lactancia sea más difícil. Si el bebé se adelanta, es posible que tus hormonas no estén sincronizadas con el parto, por lo que tu producción de leche puede retrasarse. Del mismo modo, es posible que los reflejos de tu bebé no estén aún lo bastante despiertos, por lo que puede estar somnoliento a la hora de alimentarse.

Puedes tener un parto vaginal después de una cesárea previa, pero, dependiendo de tus circunstancias, ese parto entrará en uno de los dos casos anteriores.

Aunque dar el pecho después de un parto vaginal te ofrece algunas ventajas, no todo es perfecto. A veces el parto dura mucho tiempo y puedes estar demasiado agotada para amamantar. O, si por alguna razón tu bebé tiene que ir a la unidad de cuidados intensivos, puede que no consigas amamantarlo de inmediato. Averigua la política de la unidad de cuidados intensivos en materia de lactancia materna cuando elijas dónde quieres dar a luz. Otras complicaciones como eclampsia, preeclampsia, anemia, placenta retenida o hemorragias después del parto pueden reducir tu suministro y retrasar tu posibilidad de dar el pecho. En estos casos, tu salud es la prioridad. Si después puedes recuperar la lactancia, estupendo. Si no, el verdadero regalo es haber superado el parto.

Según el informe de los Centros para el Control y la Prevención de Enfermedades (CDC, por sus siglas en inglés) de 2018, el 31,9 por ciento de todos los nacimientos de Estados Unidos fueron por cesárea. Las cesáreas a veces son planificadas y a veces son emergencias. En las cesáreas planificadas, tu bebé nace en el hospital, en una fecha específica programada por ti y tu obstetra. A veces se planifica por motivos de tiempo y comodidad, pero mayormente se hace porque es necesaria desde el punto de vista médico. También puedes acabar teniendo una cesárea sorpresa después de haber empezado con un parto vaginal. Esto se denomina cesárea no programada, y siempre hay una razón médica para ello. Las cesáreas de urgencia son diferentes. Se practican muy rápidamente —a veces la duración total es de treinta minutos— cuando hay una urgencia médica y está en juego tu vida, la de tu bebé o la de ambos.

Se sabe que las cesáreas retrasan o incluso reducen las tasas generales de lactancia materna del 10 al 20 por ciento. Pero, antes de dar por bueno este dato, pensemos por qué ocurre. Independientemente del tipo de cesárea, todas son cirugías, lo que significa que necesitas anestesia. La anestesia puede ser una simple epidural, que te adormece por debajo de la cintura. La epidural no afecta en absoluto a la lactancia. Pero si te administran anestesia completa (te inducen un sueño profundo), tardarás algún tiempo en despertarte, por lo que no podrás amamantar de inmediato. Los medicamentos que te dan para dormirte también pueden retrasar tus hormonas, como la oxitocina y la prolactina, por lo que la producción de leche puede demorarse.

Como el bebé no sale por el canal del parto, no está expuesto a las bacterias de tu vagina que ayudan a formar su microbioma. Algunos médicos lo recubren con ellas después de una cesárea, así que pregúntalo antes. Y, a menudo, la necesidad de cesárea se debe a que tu bebé no puede nacer por vía vaginal. Puede que venga de nalgas o que su cabeza no quepa por la pelvis. Como acabamos de aprender, la forma de la cabeza también afecta a la lactancia.

Contacto piel con piel

El momento inmediatamente posterior al parto es un «periodo sensible» que puede favorecer el vínculo con tu bebé. Se desarrolla mejor cuando hay contacto piel con piel. Los estudios han demostrado que los bebés que tienen un contacto piel con piel inmediatamente después del parto tienen más probabilidades de ser amamantados.[4] Lo ideal es que recuesten a tu bebé sobre tu pecho desnudo. Si está a término, esta simple conexión desencadenará una serie de comportamientos que le ayudarán a encontrar tu pecho: llorar al nacer, relajarse, despertar y abrir los ojos, diferentes acciones (mirarte a ti y a tu pecho, buscar el pecho, llevarse la mano a la boca, hacer gorgoritos), una segunda fase de reposo, gatear hacia tu pezón, tocar y lamer tu pezón, mamar del pecho y, por último, dormirse. Algunos bebés incluso masajean el pecho de su madre con la mano.

Medicamentos durante y después del parto

Cuando des a luz, independientemente de si es o no por cesárea, sentirás dolores después del nacimiento y es probable que tomes algún analgésico. Un estudio demostró que, en Estados Unidos, el 83 por ciento de las madres toman analgésicos, independientemente del tipo de parto, y que este tipo de medicación puede retrasar la producción de leche en más del 23 por ciento de los casos durante al menos tres días.[5] ¿Por qué son relevantes los analgésicos? Por un lado, pueden hacer que tengas demasiado sueño para despertarte y dar el pecho. También pueden mitigar el dolor de un mal agarre, así que puede que sigas dando el pecho aunque algo vaya mal. Si consigues amamantar, parte del analgésico llegará al bebé a través de la leche materna. Cuando esto ocurra, estará muy somnoliento y no querrá despertarse para mamar. Con el tiempo, si no se despierta para comer, perderá peso.

Algunos medicamentos, como la codeína, pasan más a la leche que otros, como la hidrocodona. Para estar segura, si puedes, toma la dosis más pequeña de analgésico durante menos de tres días. Puedes tomar acetaminofeno o paracetamol (Tylenol) y medicamentos antiinflamatorios no esteroideos (AINE; por ejemplo, ibuprofeno) en lugar de tranquilizantes. Pero evita *siempre* la aspirina. A los recién nacidos les cuesta eliminar la aspirina del torrente sanguíneo, por lo que puede acumularse y volverse peligrosa.

Unidad neonatal de cuidados intensivos y bebés prematuros

Obviamente, cualquier motivo por el que tu bebé tenga que ir a la unidad de cuidados intensivos es preocupante. En estos casos, la lactancia materna puede ser lo último en lo que pienses. Pero incluso las afecciones que parecen insuperables, como el paladar hendido o la cirugía a corazón abierto, no tienen por qué imposibilitar la lactancia. Hay formas creativas de amamantar a los bebés, así que explora las posibilidades antes de rendirte.

Si tu bebé nace antes de tiempo, debes tener en cuenta su fecha de parto. Si se adelanta unas semanas, puede que sus reflejos para la lactancia aún no estén activos.

Si nace con un mes o más de antelación, es posible que tenga que permanecer en la unidad de cuidados intensivos y ser alimentado de otras formas al principio. No te desesperes. El hecho de que tu bebé esté en la unidad de cuidados intensivos no significa que no podrás amamantarlo. De todos modos, puedes extraerte leche para mantener el suministro y darle leche en biberón hasta que puedas empezar a amamantarle.

Hablando de tu suministro, un parto prematuro también puede afectarlo. Durante el embarazo, necesitas tiempo para que la hormona prolactina convierta el tejido mamario en fábricas de leche. Si tu bebé nace antes de tiempo, puede que tus pechos no estén listos para producir leche. Puede haber un retraso en la producción de calostro o leche mientras tus hormonas se ponen al día.

Gemelos y partos múltiples

Hay algunas cosas en las que debes pensar cuando quieras dar el pecho a tus gemelos recién nacidos. Además de la obvia necesidad de tener más leche porque son dos, los gemelos suelen nacer antes de tiempo. Si son prematuros (nacidos antes de las 36 semanas), puede pasar algún tiempo hasta que sus reflejos estén completamente activos. También necesitarás más tiempo durante el día para alimentarlos. Puedes ahorrar tiempo amamantando a los dos bebés a la vez. Esto se llama *alimentación en tándem.* También puedes utilizar la lactancia en tándem para comparar a tus mellizos entre sí. Puede que a un bebé le cueste más la lactancia que al otro o te provoque dolor. Una comparación en tiempo real puede hacer que los problemas sean más evidentes y busques ayuda antes.

Los problemas de alimentación aumentan cuantos más bebés tengas, pero, si hay voluntad, se suele encontrar una manera de hacerlo. Si tienes la suerte de producir leche suficiente para más de dos bebés, mejor para ti. Pero ten cuidado de no dejar que tu deseo de amamantar te reste tiempo para vincularte con tus bebés de otras formas. ¡Seguro que necesitarás ayuda!

Parteras, enfermeras y consultores de lactancia

Si das a luz en el hospital, te visitará un equipo rotatorio de parteras. Cuidarán de ti y de tu bebé en todo lo que necesitéis, como comprobar tus signos vitales y asegurarse de que el bebé esté alimentado y pesado. Las parteras tienen tal cantidad de responsabilidades que no es de extrañar que también sean expertas en lactancia materna. Algunas tienen formación adicional, pero la mayoría dan consejos basándose en su experiencia personal o en lo que han experimentado la gran cantidad de madres con las que han trabajado.

Aunque la diversidad de experiencias es buena, también se limita a lo que ocurre en el hospital. Las enfermeras pueden ser muy buenas para fomentar la lactancia materna durante los primeros días del bebé, pero no ven lo que pasa cuando llegas a casa. Saben que necesitas descansar después del parto, así que pueden ayudar dándole leche de fórmula al bebé, algo que puede ajustarse o no a tu plan de lactancia. También tienen muchas otras prioridades, como asegurarse de que tu bebé se alimente y atender a los demás bebés y mamás del área de maternidad, todo ello con un tiempo limitado. En resumidas cuentas, tienen que prepararte para darte el alta lo antes posible.

Si tu bebé necesita ser alimentado antes de que te haya bajado la leche o si tienes problemas con el agarre, es posible que no puedan ayudarte en el hospital. Suponen que recibirás ayuda cuando llegues a casa.

Dado que cada vez hay más hospitales *baby-friendly*, hay muchas posibilidades de que también te visite un consultor de lactancia. La Organización Mundial de la Salud (OMS) y el Fondo de las Naciones Unidas para la Infancia (UNICEF) lanzaron la Iniciativa Hospital Amigo del Niño (IHAN) en 1991 para fomentar la lactancia materna en todo el mundo. La organización sin ánimo de lucro Baby-Friendly USA (BFUSA) es el organismo acreditador de la IHAN, que ayuda a los hospitales a incorporar los Diez Pasos Hacia una Lactancia Natural Feliz y el Código Internacional de Comercialización de Sucedáneos de la Leche Materna. La IHAN ha ayudado a los hospitales a recorrer un largo camino a la hora de fomentar la educación de la lactancia materna durante el período de posparto en los hospitales. El objetivo es evitar el *marketing* incesante de las empresas de fórmulas para lactantes. En Estados Unidos, el número de partos en hospitales *baby-friendly* ha aumentado del 3 por ciento en 2007 al 28 por ciento en 2019. Puedes encontrar un hospital *baby-friendly* visitando el sitio web www.babyfriendlyusa.org. Y como cada vez hay más maternidades que quieren obtener el estatus *baby-friendly*, están contratando a más consultores de lactancia.

Si tienes la suerte de dar a luz en un hospital que cuenta con consultores de lactancia, aprovéchalos. Pueden atenderte individualmente o en sesiones grupales. Al igual que las parteras, deben atender a toda un área de mamás y bebés, así que puede que no tengan mucho tiempo para ti sola. Pero cualquier ayuda es beneficiosa. Algunos incluso imparten clases para madres que acaban de salir del hospital, así que no dudes en averiguarlo.

Aunque la mayoría de los consultores de lactancia de los hospitales están certificados por la IBCLC, eso no significa que vayan a transmitirte un mensaje coherente. Algunos tienen más experiencia que otros. Si solo trabajan en un hospital, puede que sean estupendos los primeros días, pero que tengan poca experiencia en lo que sucede tras el regreso a casa. Algunos trabajan también en consultorios de pediatría, por lo que puedes hacer un seguimiento con ellos después de salir del hospital. Cuando las cosas van como deben, los consultores de lactancia tienen un valor inestimable. Conocen los pormenores de la lactancia normal y te animan a seguir adelante cuando las cosas parecen insuperables. Pero si hay algo que no encaja, como un dolor que va más allá de lo que puedes soportar o un bebé que quiere mamar todo el tiempo, asegúrate de profundizar en el tema. Si lo único que recibes son ánimos para seguir amamantando a pesar del dolor, no des por sentado que debes seguir adelante. Primero, tienes que averiguar cuál es el problema de fondo.

Algunos consultores de lactancia «diagnostican» problemas anatómicos, como el frenillo lingual corto o el frenillo labial. Aunque el diagnóstico puede ser cuestionable, al menos le dan validez a tu problema. Muchos hospitales prohíben que los consultores de lactancia hagan diagnósticos y no les permiten derivar a médicos u otros profesionales sanitarios externos que podrían ayudarte.

Para complicar aún más el asunto, es posible que los obstetras y pediatras tampoco tengan las respuestas. Tu obstetra te revisará en el hospital para ver cómo estás desde el punto de vista médico. Aunque los pechos forman parte de su especialidad, es poco probable que te pregunte por la lactancia. Si lo hace, asegúrate de mencionarle el dolor en los senos o el daño en los pezones para que pueda buscar síntomas de una infección. Pide también un sacaleches si te congestionas enseguida. Pueden solicitar uno para que lo utilices mientras permaneces en el hospital. El pediatra del hospital también visita a todos los recién nacidos y evalúa a tu bebé para asegurarse de que está sano. Puede que te pregunte o no por la calidad de las tomas, los gases o el dolor de pecho. En muy raras ocasiones realiza una evaluación de la lengua para ver si hay un frenillo lingual corto.

Si tienes dificultades para amamantar, los médicos pueden estar o no de acuerdo respecto a si tienes un problema. También pueden estar de acuerdo o no sobre el diagnóstico y la solución. Por desgracia, aunque parece haber consenso en la comunidad médica respecto a cuestiones básicas de la salud, es probable que cada persona que entre en la habitación te dé su propia versión sobre la lactancia materna. Cuando veo a mamás y bebés en mi consulta, suelen estar muy confundidas acerca de qué y a quién creer. Para ellas, me convierto en una más de esas personas que intentan convencerlas de que tienen razón. Todos los que formamos parte de la comunidad de la lactancia materna somos responsables de esta confusión. Si no podemos mantener una historia coherente entre todos, ¿cómo podemos pretender que nos escuches?

Aunque todos los profesionales tenemos en mente tu bienestar, la mayor diferencia en los consejos está en la forma en que determinamos la causa y el efecto. En la parte 3 de este libro se analizarán en detalle las señales de alarma para ayudarte a sortear los consejos contradictorios que te dan en el hospital. Pase lo que pase, si crees que algo no va bien, busca respuestas.

Partos en casa, comadronas y *doulas*

Si das a luz en casa, tu experiencia será muy distinta a la de un parto en el hospital. Por lo pronto, tendrás más control de la situación. Los partos en casa suelen llevarse a cabo por comadronas, que son expertas en partos vaginales espontáneos, es decir, partos naturales. (También puede atender el parto una comadrona en el hospital). Como sabemos, este tipo de partos son los que más se prestan a la lactancia materna. Tendrás más tiempo para establecer un vínculo con tu bebé y no estarás sujeta a los horarios del hospital. Es posible que tu comadrona tenga formación adicional en lactancia materna, así que podrá ayudarte de modo individual.

Muchas mamás contratan a una *doula* para que les ayude durante el parto y las primeras semanas del posparto. Las *doulas* son una valiosa fuente de apoyo e información. Son acompañantes formadas que proporcionan aliento y ayuda emocional y física. Otra cosa que pueden hacer es actuar como mediadoras en el hospital y en casa para explicar términos y procedimientos médicos. Que una persona esté formada como *doula* no significa que automáticamente tenga formación adicional en la lactancia, pero algunas sí la tienen. Pregunta para estar segura. Si necesitas más ayuda, también pueden derivarte a consultores de lactancia y médicos que trabajan con bebés lactantes.

6

La primera semana del bebé

Ahora que ya ha pasado el parto, tómate un respiro. Después de inhalar y exhalar profundamente, prepárate, porque el verdadero trabajo está por empezar. Las primeras doce semanas tras el parto son tan importantes para tu bienestar y el de tu bebé como las 40 semanas de embarazo. Es durante este tiempo que la bebé se adapta al mundo y tú te adaptas a tu nuevo papel de madre. Algunas culturas incluso se refieren a estas semanas como el cuarto trimestre. Durante este tiempo sagrado, las mamás llevan dietas especiales y reciben masajes. Tienen ayuda organizada con la bebé para poder dormir y no sobrecargarse de trabajo. En esta nueva experiencia para ellas, las madres cuentan con el apoyo de la comunidad. Para criar a un niño hace falta un pueblo entero. Por desgracia, no es así como funciona en Estados Unidos.

En marcado contraste, como madre estadounidense, es posible que te halles completamente sola cuando lleves a tu bebé a casa. En el papel de madre primeriza, hay muy poco apoyo incorporado. Se anima a las madres a que «se recuperen» rápido, y es lo que se espera de ellas. Esto no solo es trágico, sino también poco realista. Se necesita tiempo para acostumbrarte a tu nuevo papel, por no hablar a tu cuerpo nuevo y al nuevo ser humano que estás cuidando. Necesitas el apoyo de tu cónyuge, una niñera de bebés o un pariente, y una *babysitter* o niñera para que te ayude con los hermanos mayores.

Contar con el apoyo adecuado durante las primeras semanas en que estás con tu bebé es muy importante, sobre todo en lo que respecta a la lactancia. Los primeros días en casa pueden ser decisivos para dar el pecho (sin presiones). Las madres corren el mayor riesgo de abandonar durante la primera semana. Casi todas tienen preocupaciones, sobre todo en lo que se refiere al suministro de leche, el dolor y la incapacidad de la bebé para agarrarse al pecho. Lo irónico es que también es el momento en el que es menos probable que recibas ayuda.

Cuando pidas ayuda, asegúrate de recibir una orientación clínica sólida, no consejos confusos. No des por sentado que los problemas comunes son «normales» solo porque todo el mundo te dice que lo son. Como aprendiste en el capítulo 2, si te dicen que te limites a «esperar a que se te pase», quizá pierdas una oportunidad que no podrás recuperar más adelante. La primera semana es un período de transición importante, por lo que es posible que los patrones no sean evidentes de inmediato.

En este capítulo hablaremos de todo lo que necesitas saber para la primera semana de lactancia, poniendo en contexto lo que hemos aprendido hasta ahora. Repasaremos lo que debes sentir al amamantar, cómo determinar si tienes un suministro de leche adecuado, lo que debes comer y beber, y cómo debes cuidarte. También hablaremos de cuánta leche necesita tu bebé y con qué frecuencia debe mamar. Aprenderás qué dificultades son una parte normal de la curva de aprendizaje y cuándo necesitas recurrir a ayuda externa.

Lo que debes saber al amamantar

Cuando tu bebé nace, tiene todos los reflejos que necesita para mamar inmediatamente. Tu bebé buscará el pecho cuando tenga hambre. Es una señal precoz a la que debes prestar atención. Es mejor empezar a darle el pecho cuando gira la cabeza hacia ti y se mete los dedos en la boca que esperar a que grite de hambre.

Cuando tu bebé se agarra bien al pecho, debes sentir una sensación agradable. Y por agradable me refiero a profundamente agradable. El contacto físico de su boca sobre tu areola hace que tu cerebro libere oxitocina. La oxitocina te hace sentir amor. Te reconforta el corazón y te llena de paz y felicidad. Salvo algunas molestias iniciales cuando la bebé aprende a agarrarse, todo el proceso debería estar lleno de sensaciones agradables.

Notarás enseguida si tu bebé no puede abrir la boca lo suficiente. Suelen decir que las bebés son perezosas cuando no abren bien la boca, como si tuvieran otra opción. Cuando no pueden abrir bien la boca, puede parecer que tienen la boca «pequeña», o pueden fruncir los labios cuando llegan al pecho. A veces, las bebés que no pueden abrir bien la boca, sueltan el pezón y tienen que volver a agarrarse una y otra vez. Una apertura pequeña también puede ser algo bastante doloroso para ti. Yo llamo al pezón «la alarma», porque es la parte más sensible del pecho. Si te duele el pezón cuando la bebé se prende, el dolor es una alarma que te indica que algo va mal. Recuerda, la apertura es un reflejo. Si tu bebé no lo hace de manera consistente durante los primeros días, significa que no puede hacerlo. No mejorará si no hay una intervención. ¡Y no dejes que nadie te diga lo contrario!

Determinar el suministro de leche

Aunque es difícil saber exactamente cuánta leche estás produciendo, te acostumbrarás a utilizar formas indirectas de medirla. Al principio da miedo, porque quieres asegurarte de que estás produciendo la suficiente cantidad de leche para tu bebé. Pero, por suerte, los primeros días ella viene precargada con un exceso de peso de agua para ayudarle.

En lo que respecta a la producción, cada mujer es diferente. Si las cosas van bien, tus pechos deberían verse y sentirse más grandes y más llenos a finales de la primera semana. Entre el primer y el tercer día, los pechos empiezan a producir calostro. Es la primera leche, pegajosa y a menudo amarillenta, que contiene todo lo que la bebé necesita durante los primeros días. Aunque la cantidad de calostro que produces pueda parecer escasa, es suficiente para llenar su pequeño estómago. Al final de la semana, tu leche se convertirá en leche de transición, esa leche intermedia que va camino de convertirse en leche materna madura. También producirás más cantidad para llenar el estómago de tu bebé, que está creciendo. Tus pechos estarán más llenos. Asimismo, gotearán leche cuando la oigas llorar o la toques.

Durante los primeros días, la lactancia debe sentirse bien, y esa sensación de bienestar ayudará a tu cerebro a liberar más prolactina. Recuerda que la prolactina es especialmente importante en las primeras semanas, porque convierte el tejido mamario en fábricas de leche. Cuanta más prolactina produzcas al principio, más posibilidades tendrás de aumentar tu producción más adelante.

Si por alguna razón tu bebé no puede mamar durante la primera semana, puedes imitar esta sensación por ti misma. Puedes usar una compresa húmeda y tibia o estimular los pechos con la mano. También puede ser útil un bombeo suave con el sacaleches. Del mismo modo, si tienes mucho dolor al amamantar, es mejor parar y extraer la leche manualmente o estimular el pezón con un bombeo suave para darle a tu suministro una oportunidad de bajar hasta que resuelvas el problema de fondo.

Tu producción variará a lo largo del día. La mayoría de las madres tienen más leche a primera hora de la mañana porque el cerebro produce más prolactina cuando duermes. Del mismo modo, tu producción tiende a disminuir por la noche, por lo que es posible que tu bebé quiera mamar con más frecuencia por la noche.

Bombeo y extracción manual

Puede que no sepas si debes bombear leche la primera semana. La respuesta es que depende. Aunque yo siempre soy partidaria de tener leche materna extra en el refrigerador, no es una solución para todo el mundo. Quizá tengas objetivos y prioridades diferentes, y el suministro varía mucho de una persona a otra.

Durante la primera semana, la mayoría de las madres se encuentran en una de estas cuatro situaciones:

1. Tu leche aún no ha bajado y no hay nada que extraer,
2. Tu leche está bajando y quieres dar el pecho todo lo posible,
3. Tu leche está bajando y quieres guardar algunos biberones,
4. Tienes tanta leche que tu bebé no puede vaciar tus pechos lo bastante rápido.

Independientemente de la situación, puedes beneficiarte tanto del bombeo como de la estimulación manual. Si aún no te ha bajado la leche, puede que lo único que necesites sea la estimulación manual y un colector de silicona que recoge la leche por succión. A veces las mamás no pueden sacar leche de sus pechos solo con la succión, por lo que bombear con un extractor motorizado puede ser inútil. Pero no subestimes el poder de la oxitocina. En caso de duda, estimula los pezones con una toallita húmeda y caliente, y prueba extraer la leche con las manos para activar las hormonas.

Presionar o frotar suavemente los pezones durante unos segundos hace que tu cerebro libere oxitocina y prolactina. Si después realizas un bombeo manual durante dos minutos y luego cambias a un bombeo mecánico, imitarás la forma en que mama tu bebé. También aumentará el contenido de grasa de la leche. Si realizas estas acciones durante los primeros tres días después de su nacimiento, tu suministro y el contenido graso de tu leche pueden aumentar durante por lo menos los dos primeros meses. Si sospechas que tu producción es baja, empieza a hacerlo inmediatamente después del parto. Si tu bebé tiene más de tres días y, sobre todo, si no puede mamar bien, puedes utilizar estas técnicas cada vez que bombees.

Si tus pechos se llenan rápidamente durante esta primera semana, pueden congestionarse. La congestión se produce cuando los pechos se llenan tanto de leche y flujo sanguíneo extra que los conductos que transportan la leche se comprimen, se cierran e impiden su salida. La extracción manual o el bombeo pueden ser útiles y evitar una infección mamaria. Al menos, pueden aliviar el dolor y descomprimir los pechos lo suficiente para que la bebé pueda agarrarse. Si tienes un gran suministro, es posible que tu pediatra o el consultor de lactancia te recomienden que no te extraigas leche. Pero recuerda que todo es cuestión de equilibrio. Si estás llena, bombea lo suficiente para estar cómoda. Si tus pechos vuelven a llenarse rápidamente, lee acerca de cómo gestionar un gran suministro en el capítulo 11.

El bombeo es vital durante la primera semana si, por la razón que sea, tu bebé no toma el pecho. No puedes permitirte dejar los pechos llenos sin vaciarlos, o no serás capaz de establecer un buen suministro a largo plazo. Una regla general es bombear de seis a diez veces al día durante diez o quince minutos de cada lado (puedes bombear ambos pechos a la vez). No son necesarias las sesiones prolongadas de bombeo. Hay que vaciar los pechos lo más rápido y completamente posible, y luego darles tiempo para que se vuelvan a llenar. No pierdas esta ventana de oportunidad.

Dieta e hidratación

Tu cuerpo tiene mucho que recuperar durante la primera semana y necesitarás algo más que vitaminas prenatales. Si quieres disfrutar de todas tus comidas favoritas, hazlo, pero no te vuelvas loca. Aunque la comida rápida puede ser gratificante para la boca, no lo es para el cuerpo. Algunos alimentos pueden contribuir a que tu cuerpo se recupere más rápidamente y favorecer la lactancia, así que procura disfrutar también de alimentos nutritivos.

El hierro es importante por la razón obvia de que pierdes sangre durante el parto. En un parto vaginal se pierde aproximadamente medio litro. Con una cesárea puedes perder el doble de esa cantidad, es decir, un litro. Tu sangre está llena de hemoglobina, y la hemoglobina está hecha de hierro, así que, cuando pierdes sangre, pierdes hierro. Un nivel bajo de hierro puede hacerte sentir débil, cansada y deprimida. Puedes tomar suplementos de hierro, pero tienden a causar estreñimiento, lo que no beneficiará a tus recientes hemorroides. Los alimentos como la carne roja magra, las espinacas, las lentejas, las alubias y los cereales fortificados son buenas fuentes de hierro. Comerlos con otros alimentos que contengan vitamina C, como limones y naranjas, puede ayudarte a absorber mejor el hierro.

El calcio es especialmente importante durante el embarazo para el desarrollo óseo de la bebé, entre otras cosas. Tú eres su única fuente de alimento durante el embarazo, por lo que extraerá calcio de tu cuerpo a través de su cordón umbilical. Si no consumes alimentos con suficiente calcio ni tomas suplementos, es posible que tengas niveles bajos cuando des a luz. Cuando tienes un nivel bajo de calcio en la sangre, se extrae de los huesos para compensar la diferencia. La lactancia genera otra extracción de calcio. Con el tiempo, esto puede provocar la pérdida de masa ósea y, potencialmente, osteoporosis, es decir, huesos frágiles que se rompen con facilidad. Aunque puedes aumentar el calcio con alimentos obvios, como los lácteos, en realidad tu cuerpo lo absorbe más fácilmente de las plantas, como el brócoli y otras verduras de hoja verde. Las sardinas o conservas de pescado con espinas, la soja, el tofu y los cereales y zumos enriquecidos son también buenas fuentes de calcio.

Necesitas proteínas para ayudar a tu cuerpo a recuperarse del trauma del parto. Tanto si has tenido un parto vaginal rápido como una cesárea más compleja, tu cuerpo necesita una variedad de proteínas para ayudar a que sanes. Las proteínas se descomponen en aminoácidos, que ayudan al cuerpo a producir hormonas, como la serotonina, que te protegen de la depresión posparto. La lactancia aumenta tu necesidad de proteínas aún más: 25 gramos al día. Si eres omnívora, opta por cortes magros de pollo, pavo y ternera. También hay fuentes de proteínas vegetales, como los guisantes o los guisantes en polvo, el tofu y el tempeh, la quinoa y las alubias. Los frutos secos tienen proteínas, pero se componen principalmente de grasa, así que consúmelos con moderación.

Cuando produces leche materna, también necesitas más líquidos y calorías. Bebe de diez a doce vasos de agua al día y evita las bebidas que puedan deshidratarte, como el té con cafeína y el café. Aumenta tu ingesta de alimentos en unas 500 calorías al día. Eso es un par de tentempiés o una comida extra pequeña. Los ácidos grasos omega-3, especialmente el DHA, son buenos para el desarrollo cerebral del bebé. Puedes tomar suplementos o comer pescado graso, pero cuidado con comer pescado que pueda estar contaminado con mercurio. El salmón, el arenque, la caballa, las sardinas y el caviar son buenas opciones.

Aunque hablamos mucho de alimentación y dieta, solemos olvidar mencionar la digestión y los intestinos. El drástico cambio de hormonas puede provocar estreñimiento o deposiciones blandas. Los empujones del parto y el peso extra del embarazo pueden provocar hemorroides. El cambio en los movimientos intestinales y las hemorroides no son la mejor combinación. Si a eso le añades el dolor de una episiotomía que se está curando, tienes la receta para que tus deposiciones sean sumamente incómodas.

Aumentar la fibra en tu dieta con verduras de hoja verde, arándanos y cereales te ayudará a ablandar las heces de forma natural. Los probióticos también pueden ser útiles. El hinojo y el fenogreco pueden ayudar con el exceso de gases y también aumentan la producción de leche. Las tabletas antiácido Tums son útiles para la acidez estomacal y también como suplemento de calcio.

Autocuidado

La primera semana después de dar a luz, tu cuerpo puede sentirse completamente extraño. Entre los inesperados calambres de útero, los sofocos por el reajuste de las hormonas, la hinchazón de pies y piernas debido al desplazamiento de fluidos durante el embarazo, el dolor de músculos por el parto en sí y el sangrado posterior, jurarás que tu cuerpo está habitado por un extraterrestre. Durante estos primeros días, mientras tu cuerpo se adapta a su nueva normalidad, debes darte a ti misma tanta prioridad como a tu nuevo bebé. Puede parecer imposible, pero necesitas descansar. Lo ideal es contar con ayuda para no tener que hacerlo todo tú sola. Antes de dar a luz, crea un plan posparto, compilando una lista de familiares, amigos y profesionales que puedan ayudarte, para saber con quién puedes contar. Puedes hacer algunos planes con antelación, como llenar la cocina de víveres y hacer listas para que otros hagan las compras por ti tras el regreso a casa. Pide ayuda con las compras, la limpieza de la casa y la colada. También puedes buscar grupos de apoyo posparto, grupos de lactancia y compañeros de paseo. Tómate el tiempo necesario para conocer a estos grupos antes de dar a luz. Así habrá caras conocidas cuando presentes a tu bebé.

Hay muchas formas de cuidarse durante esta primera semana. El yoga, en forma de estiramientos pélvicos sencillos, es seguro durante la primera semana. Evita los ejercicios extenuantes. Los baños de asiento, en los que se sumerge el perineo en una bañera o barreño de agua caliente, son una bendición. Puedes preparar un baño de asiento añadiendo al agua bicarbonato o sales de Epsom. En las farmacias venden kits, pero en el hospital también pueden darte uno para que te lo lleves a casa.

Los masajes son un complemento a menudo ignorado pero maravilloso de los cuidados posparto. El contacto humano seguro hace que tu cerebro libere oxitocina, y un masaje hace lo mismo. Puede ayudar a regular alteraciones hormonales para que duermas mejor y tengas una mejor producción de leche. También ayuda a reducir la hinchazón e inflamación del cuerpo y calma la ansiedad y la depresión. Si has tenido un parto vaginal, puedes darte un masaje durante la primera semana. En caso de cesárea, debes esperar a tumbarte boca arriba hasta que cicatrice la incisión. Independientemente de cómo hayas dado a luz, te pueden masajear los hombros. Aunque no recibas un masaje profesional, pídele a tu pareja que te frote los pies o las manos. El contacto agradable te ayudará durante estas primeras semanas.

Puede que la lactancia te quite mucho tiempo, pero ese tiempo debería sentirse como una recompensa por haber llevado a tu bebé durante 40 semanas. Debe formar parte de tu curación, y no ser un estrés añadido que se interponga en que forjes el vínculo con tu bebé. Recuerda: la lactancia solo te ayuda a vincularte con tu bebé si el resultado final es positivo. Si amamantas aguantando un dolor indecible y te pones a llorar solo con pensar en la boca de tu bebé sobre el pecho, amamantar puede ser más perjudicial que no amamantar en absoluto. No sufras en silencio. Durante esta primera semana, haz todo lo que puedas para cuidarte.

Cuánta leche necesita tu bebé durante la primera semana

Al nacer, el cuerpo de tu bebé está lleno de agua, porque ha nadado en líquido amniótico durante nueve meses. Este líquido extra la protege contra la deshidratación mientras te sube la leche. Es normal que pierda entre el siete y el diez por ciento de su peso al nacer durante los primeros tres a siete días, ya que su cuerpo libera este exceso de fluidos. El punto más bajo será el cuarto día, pero su peso debería recuperarse después.

En los primeros días, solo produces calostro, pero es la cantidad justa para que quepa en su diminuto vientre. Sus necesidades y el tamaño de su estómago están sincronizados con tu producción de leche, por lo que su estómago crece al mismo ritmo que tu suministro. Cuando nace, su estómago tiene el tamaño de una aceituna y puede contener de cinco a siete mililitros (aproximadamente una cucharadita) en cada toma. El primer día, necesitará comer un total de 20 a 40 mililitros (de 5 a 8 cucharaditas), repartidos en ocho o diez tomas. Al tercer día, su estómago tiene el tamaño de una pelota de *ping-pong*. Puede comer de 22 a 27 mililitros por toma y un total de 300 a 560 ml al día. Al final de la primera semana, su estómago crecerá hasta alcanzar el tamaño de una lima, y podrá comer entre 40 y 60 ml por toma y un total de 410 a 650 ml al día.

Si le das un biberón esta semana, asegúrate de utilizar una tetina de nivel 1 para recién nacidos. Estas tetinas, independientemente de la marca, tienen un solo orificio por el que sale la leche, para que la bebé no tome demasiada. Además, ten en cuenta que, cuando das el pecho, la bebé recibe un flujo constante de leche, que es la leche inicial azucarada primero, y luego la leche final grasa. Cuando la leche grasa llega a su intestino delgado, su cerebro libera una hormona llamada *colecistoquinina* (CCK). La CCK tiene muchos efectos, como facilitar la digestión y avisar a la bebé de que está saciada, por lo que deja de comer y se duerme.[1]

La CCK se libera de dos formas. Cuando tu bebé empieza a mamar, se libera una pequeña cantidad. No importa lo que succione, ya sea tu pecho o un chupete. Ese poquito de CCK desaparece a los diez minutos. Después de entre 30 y 60 minutos de lactancia activa, la grasa de tu leche debería haber llegado finalmente a su intestino delgado, lo que provoca otra liberación mayor de CCK. Esta gran liberación de CCK hace que tu bebé tenga tanto sueño que debería permanecer dormida durante dos o tres horas.

Cuanto más pequeña sea tu bebé, especialmente cuando acaba de nacer, más CCK tiene flotando todo el tiempo a su alrededor. Por eso las bebés tienden a dormir mucho cuando acaban de nacer. Del mismo modo, si está mamando y no está tomando suficiente leche, se dormirá rápidamente, pero se despertará con hambre tras solo unos minutos. Si la grasa láctea de la leche final no llega al intestino delgado, no se producirá una segunda liberación de CCK que la ayude a dormir durante más tiempo. Si tienes una gran producción y tu bebé solo recibe la leche azucarada inicial, puede ocurrir lo mismo. Si le das leche bombeada o de fórmula, las partes grasas se mezclan, por lo que no recibe la misma sincronización de señales para indicarle que está saciada. Por eso es importante darle el biberón a intervalos regulares. De lo contrario, es muy fácil sobrealimentar a una bebé. Este también es el motivo por el cual las bebés amamantadas se autorregulan mejor. Sus hormonas están concebidas para ello.

Sin un sensor de «saciedad», tu bebé puede comer mucho más de lo que su estómago puede contener en una sola toma. Intenta mantenerte dentro de las pautas de lo que necesita cuando le des el biberón en lugar de darle todo lo que pueda tomar.

Horarios de la lactancia

Ya a partir de la primera semana, tu bebé empezará a relacionar el tiempo que pasa al pecho con su grado de satisfacción. Aunque el número de veces al día que amamantas, lo bien que tu bebé vacía tus pechos y cuánto tarda en mamar variarán más durante la primera semana, notarás un patrón desde el principio. Este patrón es importante. Cuanto más placentera y eficaz sea tu experiencia de dar el pecho durante esta semana, más fábricas de leche y receptores de prolactina producirás. Aunque existe cierta flexibilidad, esta primera etapa sienta las bases para toda la relación de lactancia materna.

Tu bebé nace con una serie de reflejos que te permiten saber cuándo tiene hambre. Husmeará y se llevará la mano a la boca o girará la cabeza hacia el pecho. Lo mejor es seguir estas señales tempranas que esperar a que llore o se ponga frenética.

Una vez que la bebé empieza a gritar, es más difícil saber lo que necesita. Un llanto repentino puede significar que hace demasiado tiempo que no come y que está muerta de hambre. Pero también puede significar algo completamente distinto, sobre todo si acabas de darle de comer. Puede ser que sienta dolor por gases o cólicos o que tenga el pañal sucio. Si tu bebé está desesperada, lo mejor es calmarla, revisarle el pañal o probar a hacerle eructar antes de intentar el agarre.

Una vez que la bebé esté bien agarrada y darle el pecho sea agradable, se desarrollarán ciertas pautas. Es posible que no coma siguiendo un horario establecido, pero debería mamar, en promedio, entre diez y quince minutos de cada pecho, cada dos horas o dos horas y media, es decir, de ocho a diez veces al día. Las bebés suelen tomar más leche por la mañana, cuando tu producción es mayor, y menos a medida que transcurre el día. A primera hora de la tarde, pueden mamar con mayor frecuencia, lo que se llama *alimentación en racimo*.

Aunque amamantar en racimo es frecuente, no siempre es normal y no debe ignorarse. Si tu bebé está pegada a tu pecho durante horas, se duerme y llora cuando se lo quitas, no se trata de la típica alimentación en racimo. Significa que es posible que no esté obteniendo suficiente leche de ti. Una forma de comprobar la cantidad de leche que toma es bombear después de haberla amamantado, durante diez o quince minutos de cada lado. Si te queda leche, sobre todo si el agarre es doloroso, puede que la bebé no pueda transferir suficiente. Otra prueba es ofrecerle un biberón después de que haya mamado de diez a quince minutos. Si lo devora, o bien tú no estás produciendo suficiente leche o la bebé no la está transfiriendo. Consulta el capítulo 12 para obtener más información.

Lo que entra debe salir

Las bebés siguen esta regla a pies juntillas. A partir del primer día, su número de deposiciones y pañales mojados aumentará cada día. Durante las primeras 24 horas, entre la liberación de lo que ingiere y el líquido adicional con el que nace, esto suele significar un pañal mojado y una deposición negra y alquitranada. Las deposiciones alquitranadas significan que está expulsando el *meconio*, los desechos que produce en el útero. Al cuarto día debería producir cuatro deposiciones y cuatro pañales mojados. Al final de la primera semana, debería terminar el día con seis o siete pañales mojados y por lo menos cuatro deposiciones.

También es importante el color y la cantidad de pañales mojados y sucios. No todos los pañales mojados son iguales, pero todos deben tener al menos tres cucharadas soperas dc líquido (45 ml). Dependiendo del tipo de pañales que utilices, los muy absorbentes y desechables pueden retener más orina. Esto hace más difícil saber cuánto moja, así que puedes hacerte una idea practicando con diferentes cantidades de agua. Su orina debe ser entre transparente y amarillo claro. Si está deshidratada, producirá *cristales* anaranjados por el urato concentrado. Sus heces deberían ser verdes al cuarto día y, a finales de semana, cambiarán a amarillo o marrón amarillento. Este cambio de color significa que sus intestinos están sanos y su flora intestinal se está desarrollando bien.

7

De la semana 2 a la 4

De la segunda a la cuarta semana es cuando hay más movimiento. Las cosas pueden cambiar a diario, así que prepárate. Justo cuando empiezas a tener un ritmo, puede surgir algo nuevo que te haga estar alerta. Para ayudar a que todo salga bien durante estas semanas, el capítulo 7 se basará en lo que hemos aprendido en el capítulo 6. Entenderás cómo debería evolucionar idealmente la lactancia para que puedas identificar los problemas incipientes antes de que se conviertan en problemas mayores. Describiré cómo manejar las necesidades rápidamente crecientes de tu bebé, y cómo se incrementa tu suministro para satisfacerlas. También aprenderás cuánto tiempo y con qué frecuencia debes amamantarlo para asegurarte de obtener las deposiciones y el aumento de peso esperados.

Recuerda que la lactancia es complicada e individual. No es igual para todo el mundo. Las mismas circunstancias pueden ser perfectas para una díada madre-hijo y no serlo tanto para otra. En esta sección, describiré lo que es normal, pero ten en cuenta que lo normal es más bien un punto de referencia. Hay variaciones en la normalidad, pero si te encuentras muy lejos de ella, no supongas que todo se solucionará por sí solo. En primer lugar, hablemos de tu suministro.

Cómo determinar tu producción de leche de las semanas 2 a la 4

Vamos a ser honestos: calcular la producción de leche es difícil por muchas razones. No hay forma de hacerlo directamente. No se puede ver el interior de los pechos para medir la cantidad de leche que contienen. Además, la producción cambia a diario y fluctúa a lo largo del día. Sinceramente, es posible que nunca sepas cuál es tu producción real.

Este desconocimiento es tan frustrante como angustioso. Todas las madres se preocupan por su producción de leche. Les preocupa tanto no producir suficiente que es una de las tres razones principales por las que dejan de dar el pecho durante el primer mes. Cuando la única garantía que tienes es que la gente te animará a que sigas amamantando, puedes sentirte triste y decepcionada. ¿Cómo puedes estar más segura de que tienes suficiente leche? Comprendiendo cómo funciona tu suministro y utilizando otras pistas para aclarar aquello que no entiendes. Solo entonces puedes relajarte y confiar.

La producción de leche no es solo una medida. Es una combinación complicada de los siguientes tres elementos:

1. Capacidad de almacenamiento: cantidad de leche que puedes almacenar cada vez.
2. Ritmo de producción: velocidad a la que producen leche tus pechos.
3. Velocidad de flujo: rapidez con la que sale la leche.

Por un lado, es imposible obtener medidas exactas. Por el otro, como hay tantas variables, puedes hacer diferentes cosas para cambiar tu producción. Hablaremos más de ello en el capítulo 11.

Dado que estas medidas no se pueden comprobar individualmente, tendemos a confiar en comparaciones más subjetivas: factores que podemos ver y sentir. Estas comparaciones pueden ser útiles, pero si no tienes un marco de referencia, resultan inservibles. Además, cambian constantemente. Si eres madre primeriza, puede que te sientas aún más desorientada porque no tienes otra experiencia de lactancia con la que comparar.

Aquí tienes una lista de los métodos más comunes que se les brinda a las mamás para probar su suministro. Están explicados para que los entiendas en su contexto:

1. Tus pechos deben ser más firmes y grandes de lo que eran antes del embarazo.

   Parece fácil saber si tus pechos son más firmes y grandes, pero ¿cómo de firmes y grandes deben ser? Durante la primera semana, la mayoría de las mamás experimentan *congestión mamaria* en algún momento. La congestión es cuando los pechos se llenan de leche y aumenta el flujo sanguíneo. A veces se llenan tanto que la leche no puede salir de los conductos y los pechos duelen por la presión. Esto es normal durante unos días, pero, si persiste durante más tiempo, debes resolver el problema más allá de amamantar o bombear leche. La plenitud y firmeza ideales están entre «más grandes que antes» y la congestión. Recuerda que el tamaño y la firmeza en realidad no te dicen cuánta leche hay. Solo son un indicio de que las cosas van en la dirección correcta. Si en la segunda semana tus pechos no parecen muy diferentes a los de antes del embarazo, puede que tu producción sea baja. Por el contrario, si están tan llenos que parece que van a explotar, es posible que tengas que ajustar cómo y cuándo vaciarlos.

2. Tu bebé debe parecer satisfecho después de que lo amamantes.

   Durante el primer mes, las necesidades de tu bebé cambian a diario. Tu suministro también cambia para satisfacer sus necesidades. Si todo va bien, debería poder obtener de ti todo lo que necesita. Pero resumir toda la relación de oferta y demanda con la palabra *satisfecho* resulta confuso. ¿Está satisfecho si se duerme con frecuencia en mitad de la toma? ¿Se duerme porque está lleno o demasiado agotado de tanto intentarlo? ¿Está *satisfecho* si sonríe, eructa y se queda despierto? Cuando tiene menos de un mes, sus señales son distintas que cuando es mayor. En estos primeros meses, una forma más completa de interpretar si está satisfecho es la siguiente: después de mamar de diez a quince minutos de cada pecho con la boca bien abierta, un agarre profundo, una lactancia activa y sensaciones agradables para ti, tu bebé debería dormirse, quedarse dormido durante al menos dos horas y no despertarse a los pocos minutos llorando de hambre o con gases. Deberías notar que deglute y oírle tragar casi cada vez que succiona.

3. Tus pechos deberían ablandarse después de amamantar.

Si tus pechos están firmes o hinchados, al bebé le resultará más difícil lograr un buen agarre y sellado. Imagínate intentar encajar tu boca alrededor de una naranja. Dicho esto, una vez que el bebé haya extraído un poco de leche, el pecho debería ablandarse y volverse más moldeable. Deberías notar este ablandamiento bastante rápido, sobre todo después de la primera bajada. Al cabo de diez minutos, la diferencia será notable, como si extrajeras el agua de una esponja. Si los pechos tardan más de 30 minutos en ablandarse, o si no notas grandes cambios, puede que estés produciendo una cantidad enorme de leche o que tu bebé sea incapaz de transferirla.

4. Tus pechos deben gotear leche.

Cuando tocas a tu bebé o le oyes llorar, tu cerebro libera oxitocina. La oxitocina activa el flujo de leche. Si bien la mayoría de las mamás gotean leche enseguida, el goteo por sí solo no garantiza que tengas una buena producción. Solo indica que tus hormonas funcionan. Si tus pechos no gotean, comprueba otros factores, como si tienes las mamas congestionadas y llenas, para asegurarte de que tu suministro es el adecuado.

5. Deberías obtener x cantidad de leche cuando bombeas.

   Bombear leche es algo curioso. Los sacaleches son máquinas que solo pueden extraer leche creando un vacío. Algunas mamás necesitan la ayuda extra de la oxitocina para vaciar sus pechos. Otras necesitan la compresión de la boca del bebé. El problema es que no sabes lo que no sabes. Si es tu primer bebé, es posible que no sepas cómo funcionan los pechos durante la lactancia. Aunque tus pechos estén más firmes y más duros que antes, es posible que solo puedas bombear unas pocas gotas de leche. Además, el momento, la frecuencia y la duración de la extracción son importantes. Si bombeas leche a primera hora de la mañana después de dormir cuatro horas, es probable que extraigas más que si lo haces cada dos horas. Extraerte leche puede darte una idea de la cantidad que produces en un momento dado, pero no refleja necesariamente tu producción total de leche.

Cuánta leche deberías estar produciendo de la semana 2 a la 4

No importa lo que te hayan dicho; todas las madres producen diferentes cantidades de leche. Piensa en la producción de leche como un espectro. Algunas mamás producen muy poca y nunca tendrán un suministro completo. La mayoría de las madres producen una cantidad media. Algunas producen tanta que es casi demasiada. Durante el primer mes, te harás una idea del lugar del espectro en el que te encuentras. Pero ten en cuenta que tu suministro también se basa en la capacidad de tu bebé para transferir tu leche. Si tu bebé mama durante semanas y nunca vacía tus pechos, tu producción disminuirá con el tiempo y nunca será lo que podría haber sido.

Para una productora de leche promedio, de la primera a la cuarta semana la producción debería pasar de 410 ml al día a entre 830 y 950 ml al día. Para comparar, 410 ml son aproximadamente 1 ¾ tazas de medir, y 830 a 950 ml son entre 3 ½ y 4 tazas. Al final del primer mes, la mayoría de las mamás producen 1.100 ml, o algo más de 4 tazas de leche al día, cantidad en la que la producción suele permanecer desde entonces.

Después del primer mes, es mucho más difícil aumentar la producción, por lo que es importante llevar la cuenta de lo que produces al principio y hacer todo lo posible por mantener esa producción. Si dejas pasar esta primera etapa, puedes perder tu mayor oportunidad para tener un buen suministro de leche a largo plazo.

Como recordatorio del capítulo 6, los niveles de prolactina son muy altos en el torrente sanguíneo durante los primeros siete a diez días. Después, la cantidad de prolactina que libera el cerebro disminuye drásticamente. Esto significa que habrá una menor cantidad de prolactina para estimular a tus pechos para que produzcan leche. Si has hecho un buen trabajo vaciando tus pechos regularmente durante la primera semana, ahora tus pechos deberían tener muchos receptores de prolactina en sus fábricas de leche, así que serán muy sensibles a esa pequeña cantidad de prolactina. Si no has podido sacar leche regularmente o si sentías mucho dolor durante los primeros siete a diez días, puede que no hayas creado tantas fábricas de leche. La pequeña cantidad de prolactina en tu torrente sanguíneo no activará tanta producción de leche, por lo que tu capacidad de almacenamiento será menor. Puede que tengas que amamantar más seguido para compensar, o puede que inadvertidamente acabes con una menor producción total de leche.

Momento de la extracción de la leche

A partir del décimo día, tu producción dependerá aún más de la forma en que se vacían los pechos.

Como explicamos en el capítulo 3, esto se debe a que los pechos producen el factor inhibidor de la lactancia (FIL) a la misma velocidad con que producen leche. Cuando el FIL llena los senos, las fábricas de leche dejan de producir leche. Cuanto más llenos estén tus pechos, mayor será la presencia de FIL, menos podrá la prolactina estimular la producción de leche, y menos leche producirás. Cuando desaparece el

FIL, cosa que solo ocurre cuando se extrae la leche, se puede producir más. La cantidad de leche que produces también depende de la rapidez con la que se elimine el FIL. Si extraes la leche lentamente, tus pechos se llenarán lentamente. Si la extraes rápidamente, se llenarán rápidamente. Del mismo modo, si siempre tienes leche en los pechos, estos producirán menos leche. Si los vacías por completo, podrán producir suficiente leche para volver a llenarse. Si quieres maximizar tu producción desde el principio, es mejor vaciar los pechos rápidamente (de diez a quince minutos de cada lado) y por completo (deben estar muy blandos y vacíos), luego esperar dos horas a que se vuelvan a llenar y repetir la operación.

Es posible que una de las razones por las que algunas mujeres tienen una gran reserva sea que no producen mucho FIL. Nadie lo ha estudiado jamás, pero es muy probable que así sea. Algunas madres siguen produciendo leche sin parar. Otras mamás pueden producir demasiado FIL, por lo que sus pechos son muy sensibles a cómo se vacían.

Puede parecer que la única forma de tener una gran producción es tener una gran capacidad de almacenamiento, pero esto no es necesariamente cierto. Una madre puede tener poca capacidad de almacenamiento pero producir leche rápidamente. Si amamanta con más frecuencia, puede dar a su bebé la misma cantidad de leche que una madre con una producción normal. Por el contrario, si una madre tiene una gran capacidad de almacenamiento o una subida de leche rápida, su bebé puede mamar durante poco tiempo y obtener mucha leche de todos modos.

Hay muchos factores que afectan a la producción y cada persona es diferente, así que presta atención a cómo funciona tu cuerpo. En realidad, la capacidad de producir leche es la parte más variable de la lactancia.

Necesidades crecientes de tu bebé

De la semanas dos a la tres, el estómago de tu bebé puede contener aproximadamente de 60 a 90 ml en cada toma, con un total de 600 a

750 ml al día. Su estómago tiene el tamaño de un huevo grande o un kiwi, por lo que puede contener entre un cuarto y un tercio de un vaso medidor de leche cada vez. En la cuarta semana, las necesidades de tu bebé se incrementan a unos 90 o 120 ml por toma, y a unos 750 o 1.050 ml al día. Esto es aproximadamente medio vaso medidor de leche en cada toma.

Cuando das el pecho, así como es imposible conocer tu provisión exacta de leche, no hay forma de medir la cantidad de leche exacta que toma tu bebé. Algunos consultores de lactancia o pediatras pesan a los bebés en una báscula infantil antes y después de lactar. Pero incluso esto es solo una medida aproximada. A menos que alimentes a tu bebé con biberón, tendrás que confiar en sus medidas subjetivas para asegurarte de que está tomando suficiente leche.

Si tienes un suministro normal, después de amamantar entre diez y quince minutos de cada lado, tu bebé debería dormirse durante dos o tres horas. Cuando tiene hambre, busca el pecho con la cabeza, se lleva las manos a la boca y mama con calma. Deberías oírle deglutir cuando come y verle tragar cada una o dos succiones. También debe ser capaz de mantenerse agarrado a ti sin soltarse ni llorar. Si se despierta gritando o duerme solo unos minutos y luego se despierta hambriento y agitado, probablemente no esté tomando suficiente leche.

Al final del primer mes, tu bebé necesitará el mismo volumen de leche que va a requerir durante toda la lactancia, independientemente del tiempo que decidas amamantarlo.

Ritmo y frecuencia de la lactancia

Tu producción total de leche influye en la frecuencia y la duración de las tomas. Si tu producción es baja o alta, tu bebé mamará de manera diferente que si tienes un suministro promedio. Suponiendo que tienes un suministro promedio y que tu bebé es capaz de abrir bien la boca y agarrarse al pecho con normalidad, debería mamar cada dos o tres horas de diez a quince minutos de cada lado, lo que significa que deberías estar alimentándolo unas ocho veces al día al final del primer mes. Veamos de dónde proceden estas cifras.

La subida de leche comienza entre 30 y 45 segundos después de empezar a dar el pecho. Cada bajada dura entre 45 segundos y tres minutos y medio, y puede ocurrir hasta cuatro veces en una sesión, dependiendo de cuánto tiempo amamantes. En la primera bajada, después de uno a cuatro minutos, sale la mitad de la leche que hay en tus pechos. Supongamos que tienes otras dos bajadas de leche con unos minutos de diferencia. Al cabo de unos diez minutos, la mayor parte de la leche en tus pechos debería vaciarse. Si amamantas durante más tiempo, por ejemplo, 20 o 30 minutos, la ley de los rendimientos decrecientes asoma con toda su crudeza. A veces los bebés maman una pequeña cantidad o hacen pausas durante la toma, pero no deben pasarse la mayor parte de la sesión durmiendo. Los diez o quince minutos deben ser de lactancia activa. Tu bebé profundamente dormido con el pezón en la boca no cuenta.

Ahora que hemos establecido lo que es ideal, hablemos de la realidad. A lo largo del día, los patrones de alimentación de tu bebé variarán. Aunque en la actualidad la comunidad de la lactancia materna recomienda una alimentación guiada por el bebé, limitarte a seguir las señales del bebé no garantiza el éxito de la lactancia. También tienes que asegurarte de que tu bebé abra la boca lo suficiente, se agarre bien al pecho y transfiera leche de manera eficaz, y tienes que conocer tu producción para poder interpretar con precisión lo que ocurre. El comportamiento del bebé es importante, porque es otra forma de saber si las cosas van bien.

Por ejemplo, si tu bebé tiene hambre todo el tiempo o mama cada hora, o bien no está comiendo lo suficiente o está haciendo demasiado esfuerzo en comparación con lo que obtiene. Esto puede estar o no estar relacionado con el dolor de pecho, la producción de leche o el aumento de peso, pero suele estarlo. Por el contrario, si tienes una gran producción de leche pero tu bebé tiene un mal agarre y no puede transferir bien la leche, es posible que lo compense mamando todo el tiempo y durmiendo durante las tomas. De hecho, puede que gane peso, pero se está esforzando demasiado. Es como si intentara succionar leche por una pajilla agujereada.

Aumento de peso y deposiciones de tu bebé

Hay muchas maneras de ver el aumento de peso y diferentes formas de medirlo. Después de la primera semana, tu bebé debería seguir estas pautas de aumento de peso:

- de 19 g a 28 g al día
- de 112 g a 200 g a la semana
- 0,9 kg al mes

Al final del primer mes, tu bebé debería haber crecido entre 1,5 y 2,5 cm. Los estirones se producen entre la semana dos y la tres, a las seis semanas y a los tres meses.

Lo normal es que moje entre cinco y seis pañales cada 24 horas. Cada pañal debe contener unas tres cucharadas soperas (o 45 ml) de líquido. Para comprobar cuánto pesa esto, vierte agua en los pañales que vayas a utilizar. La mayoría de los bebés se hacen popó cuatro veces al día durante las primeras cuatro a seis semanas, pero después la frecuencia disminuye a una vez al día o menos. Los bebés amamantados hacen heces blandas y líquidas.

Cómo usar el sacaleches y alimentar con el biberón

Se podría escribir un libro entero sobre cómo y cuándo bombear leche, especialmente si has decidido extraerte leche con un sacaleches y no amamantar. La lactancia materna no siempre significa que tu bebé tenga que extraer la leche por sí mismo. Bombear la leche y darle el biberón es otra forma de darle leche materna a tu bebé, y no debe desestimarse. Del mismo modo, dar el pecho no significa que tengas que amamantar a tu bebé cada vez que lo alimentas. Debes descansar y dejar que otros te ayuden.

Durante el primer mes, bombear leche puede ser una bendición, aunque tu plan sea la lactancia exclusiva. Estos son algunos casos en los que puede ser útil:

1. Si tu bebé no puede o no quiere vaciar tus pechos, el bombeo puede conseguir que salga hasta la última gota para aumentar la producción o mantenerla.
2. Puedes extraer y almacenar leche para tomarte un descanso.
3. Extraerte un poco de leche puede ablandar los pechos cuando están congestionados o muy llenos, para que el bebé pueda agarrarse más fácilmente.

Asegúrate de que los embudos de succión se ajusten bien para no lastimar los pezones. Puedes incluso calentar los embudos o utilizar toallas húmedas y tibias para estimular la subida de leche antes del bombeo. Ver una foto de tu bebé o escucharle llorar o hacer gorgoritos también funciona. Asimismo, puedes pedir ayuda a tu pareja. ¿Te acuerdas de esa persona?

Cuando le des el biberón a tu bebé, utiliza una tetina de nivel 1. Solo tiene un orificio para que el flujo sea más lento. Hay innumerables tetinas y biberones que aseguran ayudar con cuestiones como gases y cólicos. Algunos dicen que imitan el pecho, pero no es así. Todos están hechos de silicona o plástico, y las tetinas no se parecen en nada al pecho. Tampoco tienen la forma que adopta tu areola cuando el bebé se agarra al pecho. Si a tu bebé le cuesta comer del biberón o se le sale la leche por los lados, comprueba si tiene el paladar alto (consulta el capítulo 12). Los gases y cólicos suelen producirse porque el bebé traga demasiado aire debido a esta anatomía. Ninguna tetina de biberón ayuda en este caso, así que no malgastes tu dinero comprando los distintos tipos.

Cojines, posiciones y fisioterapia

Existen muchas posiciones para amamantar. Expliqué mi posición favorita para aprender a que tu bebé se agarre al pecho en el capítulo 4: la posición de cuna cruzada. A continuación hay otras posiciones que quizá quieras probar. Esta lista está lejos de ser exhaustiva.

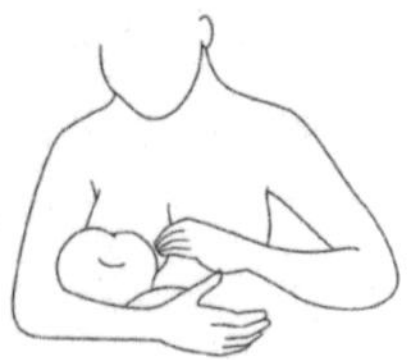

Figura 1: Posición de cuna.

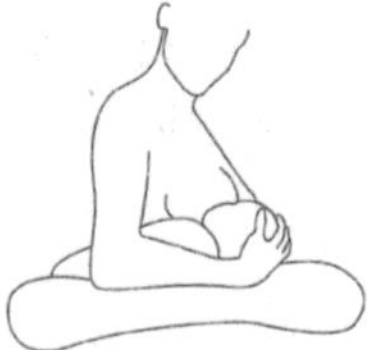

Figura 2: Posición de balón de rugby.

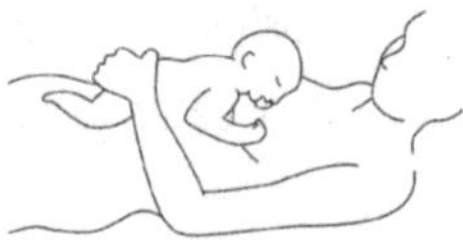

Figura 3: Posición recostada o reclinada.

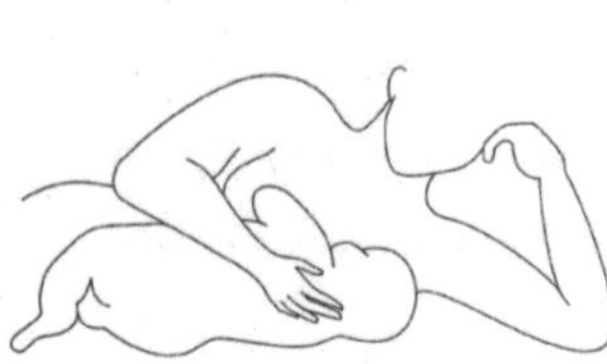

Figura 4: Posición tumbada de lado.

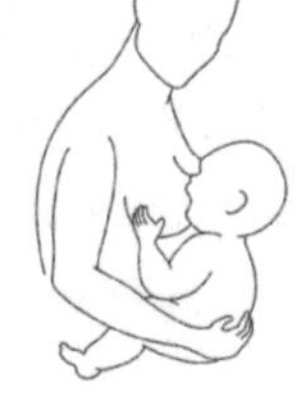

Figura 5: Posición horizontal.

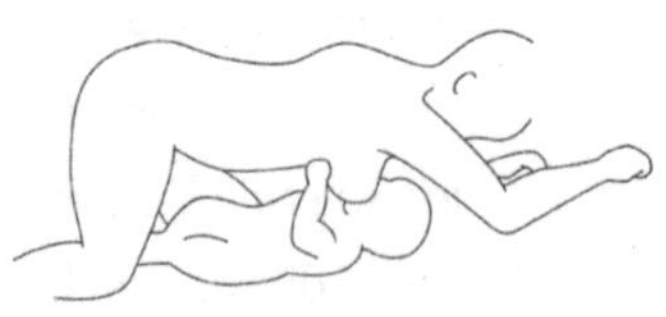

Figura 6: Posición a cuatro patas.

1. Posición de cuna.

   Esta es la posición clásica para dar el pecho. Te sientas erguida y sostienes a tu bebé de lado con la barriguita contra tu pecho. La diferencia entre esta postura y la cuna cruzada es la posición de tus brazos. Aquí, el brazo del mismo lado que el pecho está debajo de la cabeza del bebé, y el otro brazo está alrededor de sus piernas. En estas primeras semanas, es difícil sujetar al bebé de esta manera sin usar cojines que lo levanten y sostengan tus brazos y espalda. Tampoco estás apoyando el pecho, así que es el bebé el que tiene que soportar su peso y mantenerse agarrado por sí solo. Este agarre puede ser difícil o imposible si tu bebé tiene una apertura limitada.

2. Posición de balón de rugby.

Esta postura tan popular consiste en sentarse con el bebé en posición perpendicular al pecho. Su cuerpo debe estar encajado al lado de tu cuerpo, con la cabeza cerca del pecho y los pies detrás de ti. Tendrás que apoyar todo su cuerpo sobre un cojín mientras sea pequeño; le sostendrá la cabeza a medida que crezca. Esta posición es buena al principio porque le proporciona mucho apoyo y le ayuda a sentirse seguro. Además, puedes verle la cara más fácilmente y tienes más control sobre su cabeza. Esta posición es ideal si tienes gemelos o cuando te estás recuperando de una cesárea.

3. Posición recostada o reclinada.

Suele ser la primera postura que adoptan las mamás en la sala de partos. Te echas hacia atrás y prendes al bebé, mirando hacia ti mientras está encima. No hace falta que te recuestes del todo. Túmbate contra una almohada o un cojín para conseguir el mejor ángulo. Tu bebé puede estar en posición longitudinal o cruzado sobre tu pecho.

Esta postura funciona muy bien para los recién nacidos, porque hay mucho contacto piel con piel. También es buena si tienes una bajada fuerte o una gran cantidad de leche. Le da a tu bebé la oportunidad de mamar en contra de la gravedad y previene que se asfixie.

4. Posición tumbada de lado.

Esta puede convertirse en tu postura favorita durante la noche, especialmente si eres fan del colecho. Incluso puede convertirte en una entusiasta del colecho. Tu bebé y tú os tumbáis de lado, uno frente al otro, y tú te elevas, sosteniéndote con el brazo. No proporciona mucho apoyo, pero funciona bien si tu bebé se agarra con facilidad.

5. Posición horizontal.

   En esta posición, te sientas erguida contra un cojín o una silla con respaldo, y el bebé se sienta en tu muslo, enfrentado a ti. No es tan fácil para un recién nacido, pero, a medida que crezca, controlará mejor la cabeza y el cuello. Esta postura es útil si tu bebé tiene gases, cólicos o poco tono muscular. También es buena si tienes un gran suministro de leche.

6. Posición a cuatro patas.

   No es una postura que recomendaría practicar de forma habitual, pero es genial si tienes los pechos congestionados o te estás recuperando de una mastitis. Algunos incluso creen que ayuda a destapar los conductos obstruidos. En esta posición, el bebé se tumba boca arriba y tú te agachas en cuclillas sobre él, a cuatro patas, para que se agarre al pecho colgante. Puedes usar cojines para sostenerte y apoyar las rodillas.

En estos primeros días, mientras buscas entender cómo funciona la lactancia, adoptar diferentes posiciones y sostener los pechos y la cabeza del bebé puede resultar agotador. Aunque lo hagas todo bien, lo notarás en los hombros, el cuello, la espalda y los brazos. Al igual que la primera semana, los masajes, e incluso la fisioterapia, pueden ser útiles de la semana dos a la cuatro.

Complementar con leche de fórmula

Obviamente, este es un libro sobre lactancia materna. Pero, aunque las cosas vayan perfectamente bien en ese sentido, puede haber ocasiones en que necesites o quieras recurrir a la leche artificial. Elige una suplementada con DHA/ARA. Si tu bebé reacciona a ella con sarpullido o exceso de gases, prueba con una leche de fórmula hipoalergénica, elaborada con aminoácidos en lugar de leche de vaca o soja. Aunque se comercializa de manera incesante, y como madres estamos intentando dejar de depender de ella, habrá momentos en que la necesites. Podrías necesitarla al principio, antes de que te baje la leche. O más adelante, cuando te sacas la leche y la descartas porque ansiabas tomarte TODAS aquellas copas de vino. No importa cómo alimentes a tu bebé, tienes que alimentarlo. Darle un biberón de Similac no te convierte en una fracasada. Recuerda que se supone que la lactancia materna es tu recompensa por haber llevado a tu bebé durante el embarazo y haber dado a luz. Debería ser una forma más de crear un lazo con él, pero no la única. La lactancia materna no es todo o nada. Se puede dar el pecho, el biberón y la leche artificial. Algunos días, te sentirás afortunada por tener opciones.

8

De la semana 5 a la 12 y después

¡Felicidades! ¡Has llegado a la quinta semana! Si te sientes como una experta, es porque lo eres. Te lo mereces. Has superado el primer mes habiendo adquirido un conocimiento totalmente nuevo acerca de la forma en que tu bebé y tú funcionáis juntas. Aunque estés cansada, los resultados merecen la pena. Puede que incluso hayas adoptado un par de posturas nuevas para amamantar o hayas descubierto cómo bombear leche mientras comes.

Hay más buenas noticias: a partir de ahora, las cosas deberían volverse más fáciles. El duro trabajo del primer mes por fin dará sus frutos. Tu bebé debería seguir una rutina de lactancia más regular y se volverá más eficiente a medida que crezca. Empiezas a entender el funcionamiento de tus pechos, y se vuelve más fácil conjeturar cuál es tu suministro. A medida que pasa el tiempo, deberías pasar menos tiempo amamantando y poder hacerlo sin necesidad de almohadas ni accesorios. Las promesas de los beneficios de la lactancia por fin serán reales.

En este capítulo, te explicaré cómo debes ajustar tu horario de lactancia a medida que tu bebé se vuelve más eficiente. También hablaremos del aumento de peso esperado de tu bebé y de cómo pueden cambiar tu suministro y tus pechos. Hablaremos sobre el bombeo, los biberones y cómo almacenar y descongelar leche.

Si has ido siguiendo este libro mientras avanzabas en tu camino de lactancia, espero que hayas podido detectar los problemas a medida que surgían. Si lo estás leyendo ahora, después de un par de meses de lactancia, entenderás cómo deberían ir las cosas. Pueden que todo haya empezado bien, pero ahora parezca que vas en la dirección equivocada. En ese caso, lee este capítulo y, a continuación, pasa a la parte 3, que te ayudará a comprender qué ha ido mal y las opciones que tienes para solucionarlo.

Tu producción de leche

Alrededor de la quinta semana, empiezas a tener una idea real de tu suministro.

Si el primer mes transcurrió sin problemas, a partir de la quinta semana y en adelante tu producción total de leche debería mantenerse más o menos en 1.100 ml, o 4 ½ tazas. Se trata de un promedio, por supuesto, y puede que produzcas más o menos.

No me atrevo a utilizar los términos *bajo suministro* y *exceso de suministro* si tu producción está fuera de este rango. El suministro está dentro de un espectro, más que ser una cantidad concreta, y no es todo o nada (figura 6). La lactancia es una cuestión de oferta y demanda. La producción se adapta a tu bebé o bebés, si amamantas a más de una a la vez. Incluso si tienes que complementar con leche artificial, puedes seguir dando el pecho. Si eres una productora abundante, puedes congelar la leche adicional o donarla a un banco de leche.

A veces, una producción abundante puede ocultar problemas subyacentes. Las cosas pueden haber marchado bien al principio, pero entre las semanas seis y diez tu producción empieza a cambiar. Tus pechos, que antes estaban llenos y chorreaban leche, ahora apenas gotean. Cuando bombeas leche, extraes mucha menos que antes. Puede que tu bebé haya ganado mucho peso al principio, pero ahora llora tras unos pocos minutos y se atraganta con la leche. Puede que tenga gases o quiera comer todo el tiempo. Puede que el dolor haya desaparecido y los pezones se hayan curado, pero «de la nada» vuelven a dolerte. Esto suele suceder porque a tu bebé le está costando transferir la leche. El gran suministro que solías tener enmascaraba el problema, pero tras seis o diez semanas, las cosas cambian. Tu bebé tiene que extraer la leche con dificultad o no obtiene suficiente. En este caso, debes solucionar el problema de fondo. Ve al capítulo 12 para obtener ayuda.

Cómo cambian tus pechos

Después del primer mes, tus pechos deberían seguir sintiéndose llenos y firmes. Deberían tener la misma capacidad de almacenamiento y producción de leche a los seis meses que al mes. Seguirás produciendo una cantidad constante de leche mientras sigas vaciándolos completa y regularmente. Ahora la prolactina está al mínimo, por lo que se libera en pequeños chorros después de cada toma. Pero ese poquito es suficiente para estimular tus pechos y que se llenen para la siguiente toma.

El FIL también está plenamente activo, evitando que produzcas demasiada leche y controlando la producción. Para mantener la producción, tienes que seguir vaciando los pechos. No deberías tener que amamantar cada dos horas, como cuando tu bebé tenía menos de un mes, pero si tardas mucho en vaciarlos, por ejemplo de 45 minutos a una hora, o pasas más de algunas horas sin vaciarlos, tu suministro terminará disminuyendo. Puede que al principio no parezca obvio, pero después de algunas semanas o meses, notarás que tienes menos leche. También puede que sufras la obstrucción de los conductos o episodios de mastitis.

A partir del primer mes, el objetivo es que tus pechos produzcan una cantidad constante de leche mientras decidas dar el pecho, ya sean 2 o 22 meses. Si tu producción se corresponde con las necesidades de tu bebé, es fácil llevar la cuenta. Pero presta atención a los cambios lentos o repentinos de tus pechos, porque pueden estar tratando de alertarte de un problema que tal vez hayas pasado por alto.

A los seis meses, tus pechos volverán a cambiar. Suelen ablandarse y encogerse un poco. A los quince meses, pueden volver a su tamaño anterior al embarazo. Pero no te dejes engañar por su pequeñez. Incluso después de un año de haber dado a luz, tus pechos pueden producir una cantidad considerable de leche. Pueden parecer pechos normales, pero tendrán muchas más fábricas de leche y podrán producir leche de forma más eficiente.

Cantidad de leche que necesita tu bebé

De uno a seis meses, tu bebé sigue necesitando solo 950 ml de leche al día, pero, como su estómago aumenta de tamaño a medida que crece, puede ingerir más volumen en cada toma. Al mes, su estómago puede contener de 90 a 120 ml de leche tras cada toma, aproximadamente el mismo volumen que un huevo o de un tercio a la mitad de una taza de medir. A los seis meses, su estómago tiene el tamaño de un pomelo grande, por lo que puede contener unos 180 ml, o ¾ de taza, cada vez. Al año, puede contener unas dos tazas. Después, el estómago crece de forma constante hasta la edad adulta, cuando el tamaño medio del estómago alcanza las cuatro tazas o el tamaño de un melón pequeño.

Horarios para amamantar

A medida que la bebé crece, debería tardar menos en mamar para obtener la misma cantidad de leche. Esto se debe a que los músculos de la mandíbula, la cabeza y el cuello se van volviendo más fuertes. Tendrá un mayor control de la cabeza, de modo que podrá mantener el pecho en la boca con menos ayuda. Hará menos pausas, tendrá rachas más largas de succión y podrá crear un vacío de succión más fuerte para sacar la leche con mayor rapidez y fuerza.

Como las bebés se vuelven más eficientes durante los primeros cuatro meses, el intervalo entre tomas cambia. Es posible que sigas dando el pecho de diez a quince minutos en cada sesión, pero el tiempo entre sesiones aumentará, de modo que podrás amamantar con menos frecuencia. A las seis semanas, tu bebé debería ser capaz de estar tres horas sin mamar. Para las semanas de la diez a la doce, es probable que mame cada cuatro horas o tome el pecho a ratos. Lo mismo ocurre a los seis meses. Pero, cada vez que se alimenta, obtendrá más leche para llenar su estómago en crecimiento.

A medida que tu bebé crezca, el tiempo que pase mamando también será más variable. A los tres meses, puede mamar durante cinco minutos y obtener la misma cantidad que obtenía en quince minutos cuando tenía tres semanas. A medida que crezca será más consciente de lo que la rodea y se distraerá. Al acercarse a las diez semanas, es de esperar que los tiempos de lactancia varíen, pero recuerda que debes tener en cuenta la visión de conjunto. De todos modos, sus sesiones de lactancia deben ser más cortas y, en general, menos frecuentes. Si tu bebé de diez semanas sigue queriendo mamar cada dos horas o tarda treinta minutos en mamar, probablemente no esté tomando suficiente leche. Por el contrario, puede que sea tan eficiente sacando leche que pueda tomar 120 ml en cinco minutos. ¿Cómo sabrás si está tomando suficiente leche? Controlando su aumento de peso.

Aumento de peso de la bebé

Entre el primer y el cuarto mes, tu bebé debería aumentar entre 680 y 900 g al mes y crecer a un ritmo de 2,50 a 3,80 cm al mes. Ganará grasa y músculo. Esa cara regordeta y los rollitos de grasa alrededor de las muñecas aumentarán durante los primeros meses, y a los cinco o seis meses empezará a adelgazar. A los seis meses, tu bebé debería doblar el peso que tenía al nacer. A los doce meses, lo habrá triplicado. Durante el primer año crecerá entre 23 y 28 cm. Su crecimiento es más rápido durante los primeros seis meses, y luego se ralentiza en la segunda mitad de su primer año. Otra forma de verlo es la siguiente:

Cambios de peso de la bebé durante el primer año

- Del nacimiento al día 4: pérdida del 7 al 10 por ciento del peso al nacer.
- Del día 4 a los 4 meses: aumento de 910 g al mes (200 a 225 g a la semana).
- De los 4 a los 6 meses: aumento de 450 g al mes (de 113 a 142 g a la semana).
- De los 6 a los 12 meses: aumento de 340 g al mes (de 85 a 113 g a la semana).

Las bebés alimentadas con leche materna y de fórmula crecen aproximadamente al mismo ritmo durante los tres primeros meses. De los cuatro a los seis meses, las bebés alimentadas con leche materna aumentan de peso más lentamente que las alimentadas con leche artificial, pero su longitud y perímetro cefálico crecen al mismo ritmo. A partir de los seis meses, las bebés amamantadas engordan alrededor de medio kilo menos al mes. Si alimentas a tu bebé con leche materna y artificial, la diferencia será menos visible. No te preocupes por esta diferencia de peso. Aunque todo tipo de estudios demuestran que las bebés amamantadas son menos propensas a la obesidad, las enfermedades y demás, esto es cierto para grupos poblacionales de bebés. Estas diferencias son más difíciles de entender si tomamos en consideración a nuestra propia bebé. Tu dieta, dónde y cómo vives, tu composición genética o los cambios hormonales —la lista es interminable— también contribuyen a su salud. Si bien la leche materna es increíble, complementarla con leche de fórmula o reemplazarla si es necesario no es el fin del mundo.

Deposiciones de tu bebé

Tu bebé debe mojar entre cuatro y seis pañales al día, con una cantidad aproximada de seis cucharadas de orina. Sus deposiciones serán menos uniformes a partir de las seis semanas. Aunque debería hacer una media de una o más al día, no te sorprendas si se salta un día y luego te regala un gran chorro. A medida que crezca, puede pasar incluso una semana o más sin hacer popó. Mientras gane peso y no tenga cólicos, no te alarmes. La leche materna tiende a producir heces más blandas y líquidas, y la leche artificial las hace más firmes, sin llegar a ser duras.

Bombeo

Es probable que la extracción de leche se haya hecho un hueco en tu horario de lactancia. Ya sea un gran bombeo por la mañana para que a tu bebé le sea más fácil agarrarse de tus pechos excesivamente llenos o un bombeo por la noche para que puedas dormir unas horas más mientras tu pareja alimenta a la bebé, sacarte leche es una parte necesaria de la lactancia. A medida que tu bebé crece y puede pasar más tiempo sin ti, es posible que quieras salir de vez en cuando sin ella. Aunque ya te hayas acostumbrado a tu marca o estilo de sacaleches favorito, algo que seguirá siendo un reto es el lugar donde te saques leche.

Hay sacaleches portátiles y manos libres que te permiten colocártelo mientras caminas. También puedes jugar con tu bebé mientras te extraes leche para aumentar la oxitocina. Los extractores manuales son estupendos porque puedes utilizarlos en cualquier sitio. Puedes llevar uno en el bolso por si necesitas extraerte leche mientras estás fuera o te retrasas en llegar a casa y utilizar el eléctrico. Las bombas manuales también son útiles para los conductos obstruidos, ya que puedes cambiar el ángulo para llegar a determinadas zonas. Hay una curva de aprendizaje para estas cosas. Es posible que desees experimentar con diferentes patrones de bombeo, como empezar con movimientos cortos y rápidos para estimular la bajada de la leche y, luego cambiar a un bombeo más largo y lento para obtener más leche.

Es importante que el embudo de succión sea del tamaño adecuado. Elige uno que se ajuste a todo el pezón y parte de la areola. El embudo debe ser cómodo, no friccionar la piel y permitir que salga la mayor cantidad de leche posible sin obstruir las aperturas de los conductos en los pezones. También existen embudos elásticos de polipropileno o silicona si los de plástico duro te resultan demasiado difíciles de usar.

Con el paso del tiempo, asegúrate de limpiar el sacaleches con regularidad. Comprueba también si hay fugas o moho en los tubos. Si alquilas un sacaleches de uso hospitalario o cualquier otro sacaleches compartido, asegúrate de limpiarlo bien y con frecuencia.

Si vas a reincorporarte al trabajo, conviene que tengas en cuenta las siguientes recomendaciones. Aunque tienes derecho legal a extraerte leche en el trabajo, suele ser difícil encontrar un lugar privado para hacerlo. Dependiendo del tipo de trabajo que realizas, puede que no dispongas de tu propia oficina o que tengas que desplazarte a otros lugares. También es posible que no tengas control sobre tu tiempo, lo que hace que programar tres sesiones de bombeo al día sea difícil. Yo estaba haciendo la residencia cuando me extraía leche, así que tenía que encerrarme en el locutorio y rezar para que no entrara nadie. También me costaba programar descansos durante las operaciones, así que vivía con el miedo constante de que los pechos me empezaran a gotear si las intervenciones se alargaban demasiado. Identifica de antemano lugares donde sacarte leche. Incluso hay sitios web que ofrecen una lista de sitios donde puedes hacerlo.

También necesitarás un refrigerador para guardar la leche, con un recipiente isotérmico claramente identificado. Mientras te sacas leche, mira fotos de tu bebé o piensa en ella para estimular la bajada. También es una buena idea tener en el trabajo algunas camisetas y almohadillas de lactancia de repuesto por si tus pechos empiezan a gotear. Consulta el capítulo 14 sobre la vuelta al trabajo.

Almacenar la leche materna

Si te estás extrayendo leche, tendrás que guardarla en el refrigerador o en el congelador. El frío puede reducir las células vivas de la leche, y congelarla puede descomponer las inmunoglobulinas. Aun así, la leche materna recalentada sigue siendo buena para tu bebé.

Después de extraerla, puede permanecer a temperatura ambiente de cuatro a seis horas, en el refrigerador durante cuatro días o en el congelador de seis a doce meses. Si no utilizas la leche refrigerada enseguida, puedes congelarla después de que haya estado cuatro días en la nevera.

La forma más fácil de conservar la leche extraída es en bolsas de almacenamiento. Son limpias y desechables, y no ocupan mucho espacio en el congelador o el refrigerador. Solo tienes que asegurarte de que estén específicamente fabricadas para almacenar leche materna. Aunque vienen con marcadores preimpresos para medir la cantidad de leche que contienen, tienen fama de ser inexactos. Comprueba las cantidades con una taza medidora o una báscula. Si prefieres no generar residuos, puedes utilizar tarros o botellas limpias aptas para uso alimentario. Las botellas recicladas pueden estar hechas de plástico que contiene BPA, así que asegúrate de que no lleven el número 7 de reciclaje. Cuando llenes la botella o la bolsa, recuerda dejar espacio extra, porque el líquido se expande al enfriarse.

Cuando almacenes la leche, asegúrate de etiquetar las bolsas o los biberones con la fecha y la hora de extracción. Utiliza primero la leche más antigua. También es mejor almacenarla en porciones de un solo uso para no desperdiciar la que sobre. Si no tienes refrigerador o congelador cerca, puedes utilizar una bolsa isotérmica con hielo o bolsas de hielo para mantener la leche fría hasta 24 horas.

Recalentar la leche materna

Cuando alimentes a tu bebé con leche refrigerada, no tienes que recalentarla. La leche fría no es peligrosa para ella. A algunos bebés no les molesta la leche fría, dependiendo del hambre que tengan. La mayoría de las mamás prefieren, de todos modos, recalentar la leche. La forma más segura de hacerlo es colocando la bolsa o el biberón en un recipiente con líquido caliente o bajo el grifo de agua caliente. Una vez que la leche caliente está en la botella, agítala para mezclar las partes grasas y comprueba que no esté demasiado caliente. La temperatura adecuada es la que no puedes sentir.

Calentar leche materna en el microondas es tentador, pero intenta no recurrir a esta solución rápida. Si la calientas en el microondas durante más de cinco a diez segundos, corres el riesgo de desnaturalizar las inmunoglobulinas y volverlas inútiles. En teoría, como las microondas calientan de manera dispar, los focos de calor podrían quemar la boca de la bebé. Agitar o remover la leche podría evitarlo, pero no deberías «cocinar» tu leche, así que no uses el microondas. Lo mismo ocurre si viertes la leche materna en un cazo y la calientas en el fuego. Mala idea, a menos que quieras hacer un pudín de leche materna.

La leche materna congelada tarda un poco en poder utilizarse. La forma más segura de descongelarla es meterla en el refrigerador toda la noche. Pero si lo único que tienes es leche congelada y la necesitas de inmediato, caliéntala lentamente poniéndola en un cazo con agua templada, no caliente. Tardará de diez a quince minutos, así que no es una solución inmediata. Una vez descongelada, debes utilizarla en las siguientes 24 horas. Cuando los cristales se hayan descongelado y ya no esté granizada, no debes volver a congelarla.

Si tu bebé no se acaba un biberón de leche materna, independientemente de cómo la hayas guardado, o incluso si proviene directamente de ti, puedes conservarla hasta dos horas a temperatura ambiente. Lo mejor es no intentar conservarla metiéndola en el refrigerador, porque puede tener bacterias de la boca de tu bebé.

Uso de biberones

Si utilizas biberones de leche almacenada o de fórmula, debes tener en cuenta el tipo de tetina que utilizas. Sí, hay un montón de diferentes formas y marcas de tetinas que prometen prevenir los cólicos o parecerse más a tus pezones. Es posible que tu bebé prefiera un estilo a otro, pero lo cierto es que ninguno se siente ni fluye como tú.

Cuando consideres las tetinas de biberón, tienes que saber que los «niveles» no están desarrollados médica ni científicamente. Simplemente, se correlacionan con el número y el tamaño de los orificios de las tetinas como sigue. El rango de edad es una invención de los fabricantes:

- ***Nivel 1:*** un orificio - recién nacido a 3 meses
- ***Nivel 2:*** dos agujeros - 3 a 6 meses
- ***Nivel 3:*** tres agujeros - 6 a 9 meses
- ***Nivel 4:*** cuatro agujeros - 9 a 12 meses
- ***Corte en Y:*** un orificio grande en forma de Y - 9 meses y mayores

Se les suele indicar a las madres que utilicen tetinas de «flujo bajo» para que la bebé se esfuerce más en obtener la leche del biberón, argumentando que imitan el pecho. Esto supone dos cosas: (1) que la lactancia debe ser difícil, y (2) que las tetinas de los biberones se parecen en algo a los pechos. Todas las tetinas son de silicona o caucho, no de carne. Son más duras y rígidas que los pezones reales y no se adaptan al interior de la boca de la bebé como los pechos. Incluso los biberones más modernos y elegantes, con tetinas en ángulo y complicados orificios de ventilación, no te imitan. Tampoco se sienten ni huelen como tú.

Usar biberones no hará que tu bebé los prefiera a ti, a menos que tenga problemas para transferir la leche de tus pechos o que tengas una producción muy baja. Sé que es una afirmación controvertida, pero muchas bebés tienen problemas para abrir bien la boca y lograr un agarre profundo, así que este es un problema común para ellas. A las madres se les dice que eviten las tetinas de biberón en lugar de abordar la causa subyacente.

Tu bebé está programada para preferirte a ti antes que a cualquier otra forma de comer. Pero, si intenta mamar repetidamente sin obtener leche, empieza a tener hambre y se frustra. Si a continuación le das el biberón, *aprenderá* a preferirlo.

Posicionamiento

A medida que tu bebé crezca, necesitarás menos accesorios y cojines para amamantar. Aunque a algunas mamás les encanta el apoyo que ofrecen los cojines de lactancia, una vez que tu bebé controle la cabeza y empiece a moverse por sí misma, también cambiará tu forma de amamantar.

Amamantar en público

Por mucho que creamos que amamantar es sano y maravilloso, sigue siendo incómodo hacerlo en público. Uno de los principales motivos es que los norteamericanos tienen un problema con los pezones femeninos al descubierto. En 2014, la cineasta Lina Esco hizo un documental llamado *Libera el pezón*, que seguía a un grupo de mujeres que salía a las calles para concienciar sobre los tabúes legales y culturales de los pechos femeninos expuestos. La película inició en un movimiento, aún vigente hoy, que exige protección para las madres lactantes.

Esto plantea la cuestión de por qué los pezones desnudos son tan problemáticos para empezar. ¿Sabías que, en Estados Unidos, solo en los estados de Hawái, Nueva York, New Hampshire, Maine, Ohio y Texas es legal el *topless* para hombres y mujeres en lugares públicos? Treinta y siete estados tienen leyes que implícita o explícitamente manifiestan que cualquier exposición de pezones femeninos se considera un delito penal por exhibicionismo, y cinco de esos estados incluyen la lactancia materna. Solo nueve estados, Nueva York incluido, diferencian expresamente a las madres lactantes de la inmoralidad pública. Lo que me lleva a preguntarme: ¿por qué sacarte el pecho para alimentar a tu bebé en público es una vulneración de los derechos de *los demás*?

Aunque hay una diferencia entre querer alimentar a tu bebé y caminar en *topless* en público porque sí, quizá no seamos capaces de separar ambas cosas. Desde que nacemos, nos socializan para creer que los pezones femeninos son un tabú después de la pubertad. En las revistas se tapan, solo se permiten en películas para adultos y, cuando se muestran accidentalmente en la televisión nacional, causan más controversia que las sangrientas imágenes de la guerra. Incluso están prohibidos en las redes sociales.

Pero quizá sea precisamente porque los pezones femeninos se «ocultan» que resultan tan excitantes cuando sí se consigue echarles un vistazo. Aunque la lactancia materna es natural, nos han hecho creer que los pechos femeninos desnudos son, principalmente, sexuales. Cuando alguien te molesta o se queda mirando mientras amamantas a tu bebé en público, apuesto a que lo que siente es vergüenza. Quiere que dejes de hacerlo para no tener que lidiar con su propia incomodidad. Pero ese es su problema. Si vieran pezones femeninos en todas partes, tal vez dejarían de fijarse en ellos o de preocuparse. En efecto, libera tu pezón. Alimenta a tu bebé donde quieras.

TERCERA PARTE

Cuando no puedes dar el pecho: qué falla y qué hacer al respecto

9

El que algo quiere, algo le cuesta: dolor de pezones y pechos

El inconveniente más común de la lactancia materna es el dolor: dolor por el agarre, dolor al dar el pecho, dolor después de dar el pecho. Pero, por alguna razón, rara vez se toma en serio. En su lugar, recibes mensajes contradictorios y generalizaciones que causan más confusión de lo que aclaran. Al mismo tiempo que te prometen que la lactancia debe ser placentera, también te aseguran que el dolor durante la lactancia es completamente normal. Además de la evidente paradoja, nadie siquiera explica de qué tipo de dolor se trata. Todos los dolores se agrupan en una sola categoría y se desestiman, convenciendo a las madres de que lo esperen.

El dolor puede ser común, pero no es normal. Hay muchas variedades de dolor durante la lactancia, desde leves e inevitables hasta severos y potencialmente mortales. El dolor también puede ser una poderosa herramienta de diagnóstico si prestas atención. Te duele porque tu cuerpo está intentando decirte algo. Escúchalo. Si desglosas el dolor y lo examinas, sus particularidades pueden ayudarte a entender lo que está fallando para que puedas encontrar maneras de solucionarlo.

Aunque el dolor puede afectar a tu estado de ánimo, tu sueño y tu nivel de energía, y hacer casi imposible que te vincules con tu bebé, no solo es nocivo para ti. También significa que tu bebé tiene dificultades muy concretas. El dolor puede alertarte de que no está tomando suficiente leche. También puede señalar por qué tiene cólicos y llora todo el tiempo. Si ignoras estas pistas, o te limitas a sufrir tal como te han dicho, puedes perder la oportunidad de corregir el problema. Como sabemos, la lactancia materna tiene que ver con hacer las cosas en el momento adecuado. No esperes a que sea demasiado tarde.

A modo de aclaración, cuando alguien te dice: «El dolor es normal», lo que realmente quiere decir es que un poco de dolor durante los primeros días es esperable. La lactancia materna es una habilidad que se aprende, y, aunque tu bebé y tú estáis dotados de reflejos, aún tenéis que sincronizaros para hacerlo bien. La congestión mamaria cuando tus pechos se llenan de leche puede doler. Su forma firme y más sólida puede hacer que al bebé le resulte más difícil agarrarse, y eso duele. No prender al bebé todo lo que debiera porque no sabes cómo hacerlo, también duele. Este es el alcance del dolor que puede esperarse al amamantar. Cualquier otra cosa que no sea esto no está bien. Repito, cualquier otra cosa que no sea un poco de dolor durante los primeros días significa que algo va mal, y no importa lo que te digan. Es posible que sientas dolor, pero el dolor no es una parte necesaria de la lactancia.

En este capítulo hablaremos en detalle del dolor y de las consecuencias reales de ignorarlo. Diferenciaremos entre el dolor de pezón y el dolor de mama, y hablaremos de las causas subyacentes de ambos. También hablaremos de las medidas cuantificables del dolor, de por qué persiste y de las repercusiones de ignorarlo, como infecciones, obstrucción de conductos mamarios, disminución de suministro y un mayor riesgo de depresión posparto.

Puede que el dicho «el que algo quiere, algo le cuesta» sea cierto para muchos aspectos de la vida, pero no para la lactancia. Se supone que la lactancia es tu recompensa por crear un nuevo ser humano. Deberías estar gozando de las hormonas del bienestar que facilitan la lactancia, no gritando atormentada cada vez que tu bebé se agarra al pecho.

No defiendas tu dolor. Puede que la lactancia te dé trabajo, pero no tienes que ser una mártir.

Ahora vamos a ver cómo la forma de tus pezones y de tus pechos afecta tu experiencia de lactancia.

Forma y tamaño de los pezones

Independientemente de su forma y tamaño, a los pezones se les achacan los males de la lactancia casi tanto como a los pechos. Tus pezones pueden ser grandes y bulbosos o redondos y tensos, como la tetina de un biberón. Algunos pezones son planos, otros invertidos. Cuando el bebé se agarra enseguida, tus pezones son elogiados. Cuando no puede hacerlo, se les echa la culpa. Y todo ello a pesar de que todos tienen una forma diferente.

A lo largo de los años, las mamás me han contado historias divertidísimas sobre cómo les han dicho que sus pezones «pequeños» son perfectos para dar el pecho o que sus pezones «planos» son la razón por la que su bebé se cae del pecho. Si todo va bien, los pezones se llevan la mayor parte del crédito. Si no, te dirán que son demasiado redondos, planos, grandes, pequeños, sensibles, invertidos o lo que se les ocurra. Pero la verdad es esta: aunque la forma del pezón puede afectar la lactancia, no es tan importante como te han hecho creer. Tus pezones no son *demasiado* nada. Son perfectos tal como son.

Los pezones son la parte de tus pechos que tienen las aberturas de tus conductos lácteos. También tienen más sensibilidad al tacto que cualquier otra parte del pecho. Mantenerlos en buen estado contribuye en gran medida a facilitar todo el suministro de leche. Cuando tu bebé es capaz de abrir bien la boca y agarrarse normalmente al pecho, puede mamar con cualquier forma de pezón y debe producirte una sensación agradable.

En otro orden, si tienes *piercings* en los pezones, puede que te cueste amamantar. Los *piercings* horizontales pueden atravesar los conductos de la leche y dañarlos de modo que la leche no pueda salir. Retirar el *piercing* suele ser suficiente para corregir el problema, pero, en raras ocasiones, puede ser necesaria una intervención quirúrgica, dependiendo del daño que haya ocasionado.

Pezones planos e invertidos

Aproximadamente un tercio de las mamás tienen pezones planos o invertidos, aunque rara vez son la causa del dolor de pezón o de un mal agarre. Los pezones planos son precisamente eso. Se ven y se sienten como la parte central de la areola.

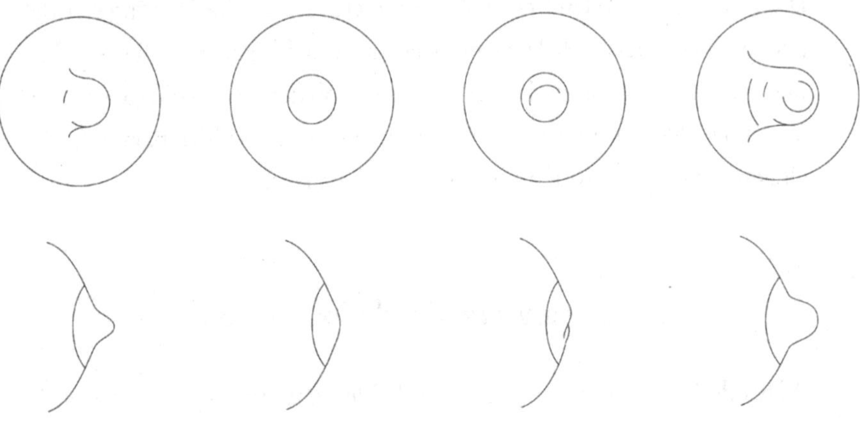

Figura 1 (en columnas): Normal. *Figura 2: Plano.* *Figura 3: Invertido.* *Figura 4: Grande.*

Aunque su forma no cree una tetina obvia para que tu bebé se agarre, si tu bebé tiene una apertura normal, podrá encajar la boca alrededor del pezón y recibir leche a través de él. Presionar o sujetar el pecho como un sándwich y mantenerlo así durante la lactancia puede ayudarle a mantenerse agarrado.

Los pezones invertidos son diferentes. La inversión se produce cuando el pezón, de hecho, se pega al tejido que hay debajo e impide que sobresalga. Los pezones invertidos suelen ser de nacimiento, pero también pueden producirse por una operación, cáncer de mama, lactancias anteriores, infecciones o pechos pesados. Puede afectar a uno o a ambos pezones.

Puedes distinguir entre pezones planos e invertidos pellizcando la areola unos dos centímetros por detrás del pezón. Si el pezón sobresale, es plano. Si no, está invertido. Bombear leche o utilizar casquillos para la lactancia puede ayudar a extraer los pezones hacia fuera, o puedes utilizar la técnica Hoffman. Esta maniobra consiste en colocar tus pulgares a cada lado de la base del pezón y luego presionar los pulgares hacia abajo, alejándolos entre sí. Este movimiento estira tu pezón y afloja el tejido subyacente. Puedes realizar este ejercicio de dos a cinco veces al día.

A veces, los pezones invertidos pueden estar más severa y permanentemente adheridos al tejido subyacente. En estos casos, la fibrosis y la cicatrización pueden tirar de los conductos lácteos hacia el interior del pecho. Si esto ocurre, la leche no puede salir de los pezones. Si sospechas que este puede ser un problema, acude a tu obstetra/ginecólogo para que lo evalúe. Puede ser necesaria una intervención quirúrgica para estirar o alargar los conductos. Esto es muy poco frecuente.

Forma y tamaño de los pechos

Antes de la lactancia, tus pechos probablemente te resultaban bastante familiares. Pero cuando empiezas a dar el pecho, adquieren vida propia. Pueden crecer hasta proporciones épicas o hincharse, y luego encogerse hasta convertirse en pequeñas protuberancias cuando dejas de amamantar. Algunos se vuelven pendulares y amorfos, otros duros y firmes.

Hay una gran variedad de formas y tamaños de pecho, incluso en la misma madre. Tus dos pechos pueden crecer de forma opuesta, uno hasta adquirir el tamaño de una discreta copa B, mientras que el otro crece hasta el ombligo. Pero no dejes que su tamaño te engañe. Aunque es posible que creas que el pecho más pequeño sea el *malo*, puede que, en realidad, produzca más leche que el grande. Por si no te habías dado cuenta, tus pechos no son gemelos. Son hermanos. Y, cuando das el pecho, pueden parecer de planetas distintos.

A pesar de lo que te hayan dicho, el tamaño y la forma no son el motivo por el cual tu bebé no puede agarrarse a tu pecho. Aunque a tus pechos le echen la culpa por el fracaso de la lactancia casi tanto como a los pezones, mientras tu bebé pueda abrir bien la boca con normalidad, podrá agarrarse a cualquier forma de pecho. Si no puede abrir bien la boca, no podrá agarrarse a ninguno. La única excepción es durante los primeros días de congestión, cuando la mayoría de los pechos están duros y llenos. Extraerse un poco de leche con el sacaleches para ablandarlos puede facilitar el agarre.

La forma y el tamaño de tus pechos tampoco determinan si podrás amamantar, con dos excepciones: si te has sometido a una cirugía mamaria para extirpar una cantidad significativa de tejido mamario o si has nacido con *mamas hipoplásicas*, que tienen muy poco tejido glandular. En ambos casos, puedes tener problemas con el suministro.

También hay razones médicas y hormonales para que la producción sea baja.

Los problemas de suministro se tratarán en el capítulo 11.

Dolor de pezones

Es importante distinguir entre el dolor de *pezones* y el dolor de *mamas*. Hablaremos primero del dolor de pezones, aunque suelen ir juntos.

El dolor de pezones está causado principalmente por la *fricción*. La fricción se produce cuando se raspan los pezones sensibles una y otra vez. Es la misma razón por la que a un hombre le duelen los pezones cuando sale a correr con una camiseta holgada. También es la razón por la que el bombeo duele si no tienes un embudo de succión que se ajuste bien. Tu pobre pezón entra y sale de un embudo demasiado grande o queda atrapado en uno demasiado pequeño.

La fricción se produce cuando el bebé no se agarra al pecho con suficiente profundidad. Cuando está bien agarrado, su boca se sella sobre tu areola, y tu pezón está bien colocado en el fondo de su garganta, donde nada lo toca. Si no puede abrir bien la boca, tu pezón queda más adelante de su boca, y sus movimientos de succión rozan justo en tus pezones, en lugar de tu areola o pecho. Es esa fricción la que provoca todo el daño. Carne viva, sangrado, costras e incluso infecciones por hongos son el resultado de la fricción. A lo largo de los años he visto pezones destrozados por el roce. No hay fin al sufrimiento que las mamás soportan por sus bebés. Lo más triste es que no merece la pena.

El dolor de pezones siempre es malo y, en la mayoría de los casos, se debe a un agarre poco profundo. Hay que abordar el problema de fondo, pero puedes tomarte un descanso para dejar que tus pezones se curen en el corto plazo. Puedes probar diferentes cremas, pomadas y ungüentos como el gel de glicerina, la lanolina, el aceite de coco, el gel de menta y la leche materna extraída. También puedes ponerte una pezonera para aliviar el dolor. Puedes tratar las infecciones causadas por la fricción y los daños en los pezones (ver más abajo), pero ninguno de estos tratamientos detendrá la fricción, a menos que abordes el problema subyacente. Y la causa más común de los roces es una *apertura limitada* de la boca (véase el capítulo 10).

Con el tiempo, amamantar con un agarre poco profundo puede resultar menos doloroso, pero no porque mejore el agarre del bebé. La fricción repetida puede causar pérdida de sensibilidad y cicatrices, ese proceso de endurecimiento del que todo el mundo habla. Aunque hay algunas mamás que pueden amamantar con dolor, a veces durante años, es bastante raro. Incluso si pueden tolerar esta situación de tortura, con el tiempo perderán su suministro si no se extraen leche. El dolor de pezones es señal de que los pechos no se vacían por completo. Incluso si el dolor disminuye y las grietas se curan, tienes que abordar la causa subyacente de la fricción. De lo contrario, puedes tener problemas de suministro cuando menos te lo esperes. Consulta las opciones en el capítulo 13.

Infección del pezón

Las infecciones del pezón son una causa frecuente de dolor y suelen ser superficiales. Pueden ser virales (*Herpes simplex*), bacterianas, fúngicas o mixtas. Por lo general, se producen por un pezón lastimado, porque la piel rota puede ser una fuente de infección. Las infecciones rara vez se producen sin una fricción prolongada, así que busca una causa subyacente. Las infecciones por hongos son las más comunes y suelen ser menos dolorosas que las infecciones bacterianas.

Las cremas tópicas, como Neosporin y Monistat, pueden curar las infecciones de los pezones. La lanolina o el aceite de coco por sí solos no suelen ser suficientes. Si te gustan los remedios caseros, un ungüento de vinagre blanco y bicarbonato de sodio aplicado sobre los pezones dos veces al día puede curar casi cualquier infección. Usa solo la cantidad suficiente de vinagre para formar una pasta, deja que se seque al aire libre y límpiala antes de amamantar al bebé o de extraerte leche. Al principio puede escocer, pero al cabo de unos días los síntomas desaparecerán.

Fenómeno de Raynaud

Alrededor del 20 por ciento de las mujeres en edad fértil padecen el llamado fenómeno de Raynaud.[1] El fenómeno de Raynaud está causado por pequeñas arterias que sufren espasmos en las extremidades, como los dedos de las manos y de los pies y los pezones. Debido a la falta de flujo sanguíneo, las personas que padecen Raynaud pueden desarrollar dolorosas punzadas cuando se exponen al frío o a la presión. Cuando las arterias sufren espasmos, las extremidades pueden volverse blancas y luego rojas o azules por falta de oxígeno.

Diagnosticar el fenómeno de Raynaud en los pezones doloridos puede ser difícil, porque primero hay que distinguirlo de la fricción por un mal agarre. Si tienes Raynaud, los síntomas suelen aparecer antes del embarazo y la lactancia. Las señales aparecen solo con el frío, y no solo con la presión. Cuando tienes espasmos, tus extremidades pasan por dos o tres cambios de color, no solo palidecen por estar comprimidas. A veces el fenómeno de Raynaud se diagnostica erróneamente como una infección por hongos, y te das cuenta de que es Raynaud solo porque el medicamento no ayuda. Para hacerlo más confuso, la enfermedad de Raynaud puede causar dolor en el pezón incluso cuando el bebé está agarrado correctamente. La buena noticia es que es poco frecuente.

Tu médico puede recetar un medicamento llamado nifedipino, pero suele ofrecerse solo después de haber descartado todo lo demás.

Dolor de mamas

El dolor de mamas y el de pezones suelen ir de la mano, lo cual tiene sentido. Si tu bebé no puede agarrarse bien al pecho porque tiene una apertura limitada, es probable que tengas dolor en el pezón por la fricción, pero también tendrás una acumulación del flujo de leche que sale del pecho. Esa acumulación puede provocar congestión, obstrucción de conductos y, cuando se combina con un pezón dañado, mastitis. Pero puedes desarrollar estos problemas incluso sin dolor en el pezón y sin un agarre superficial. El dolor de pecho sin dolor en el pezón está relacionado sobre todo con la acumulación de la leche y el flujo sanguíneo. Vamos a discutir cada uno en detalle.

Congestión

Puede que te despiertes una mañana muy temprano con un terrible dolor en el pecho. Los pechos pueden estar duros, rojos y completamente calientes. Puede que incluso tengas un poco de fiebre. Como son tan grandes, tus pezones pueden parecer más planos, lo cual hace más difícil que tu bebé se prenda. Se trata de la congestión mamaria. Es tanto una bendición como una maldición.

La congestión mamaria es más común entre los primeros tres y siete días de lactancia, cuando aumenta el flujo sanguíneo a los pechos y se empieza a producir leche de transición. La congestión mamaria también es común durante las primeras semanas, cuando la leche se acumula en los pechos mientras intentas sincronizar tu suministro con las necesidades de tu bebé. Tal vez estabas fuera y no encontraste un lugar para extraerte leche, o produces mucha cantidad pero tu bebé no vacía tus pechos por completo. Si no los vacías o se llenan demasiado deprisa, la sangre también puede acumularse en las venas, lo que se denomina *congestión venosa*. Este estiramiento excesivo de los pechos no solo duele, sino que también hace que sea más difícil drenarlos. El aumento de sangre los vuelve tan tensos que los conductos galactóforos se comprimen y es más difícil que salga la leche.

Por un lado, la congestión es una buena señal, porque significa que te está bajando la leche. Por otro, tienes que hacer algo al respecto o podrías sufrir una obstrucción de los conductos o una infección, como la mastitis. Como cualquier otra parte del cuerpo que produce fluidos (como las glándulas salivales y las vejigas), todo se reduce a la fontanería. Si el líquido no puede salir, se acumula y causa aún más problemas.

La mejor forma de tratar la congestión mamaria es asegurarte de vaciar los pechos cada dos o tres horas. Puedes probar colocando compresas calientes para que fluya la leche y compresas frías para bajar la hinchazón. Incluso puedes sacarte un poco antes de dar el pecho para que al bebé le sea más fácil amamantar y formar el sello. La clave está en mantener los pechos vacíos con la mayor frecuencia posible, para mantener la producción y evitar infecciones mamarias. ¿Recuerdas todas las cuestiones sobre la prolactina, el FIL y la oxitocina? Es importante mantener la oferta y la demanda en marcha para superar el período de congestión con la menor cantidad de dolor y un flujo constante.

Obstrucción de conductos

Como sabemos, la leche se produce en lo profundo de los pechos, en pequeños sacos llamados alvéolos. Una vez que se llenan, la leche se drena por unos pequeños tubos llamados conductos. Si los conductos no drenan, el líquido se acumula. Si el líquido se acumula, puede que sientas unos cordones duros en el pecho que son sensibles al tacto. Estos cordones duros se llaman *conductos obstruidos*, aunque el término no es correcto. Los bultos duros que sientes en lo profundo de los senos cuando no puedes vaciarlos son, en realidad, alvéolos llenos, que impiden que los conductos puedan drenar leche.

Los conductos obstruidos son un problema diferente al de la congestión mamaria. Suelen aparecer más adelante, cuando ya ha pasado la congestión. Puede haber uno o varios conductos obstruidos, pero no suele afectar a todo el pecho. Y ocurre si tu bebé no está transfiriendo la leche de modo eficiente. También puede ocurrir si produces mucha más leche de la que tu bebé necesita y no estás bombeando la cantidad suficiente. Al igual que la congestión, los conductos obstruidos pueden provocar una infección y, con el tiempo, una disminución de la producción si no se solucionan.

El tratamiento de los conductos obstruidos puede ser complicado. Es útil masajear el pecho antes, durante y después de bombear leche o dar el pecho. También lo es usar una compresa tibia, como una toalla húmeda calentada en el microondas, o sumergir los pechos en un baño de sales de Epsom. Algunos consultores de lactancia recomiendan la lecitina de girasol como suplemento oral para resolver los conductos obstruidos. Nadie sabe exactamente por qué funciona, pero puede ser que la lecitina contribuya a que la parte grasa de la leche permanezca suspendida en la parte azucarada. Independientemente del método que utilices, siempre debes vaciar los pechos después. Puedes utilizar el biberón o el sacaleches. La posición de amamantar a cuatro patas ayuda (véase el capítulo 7). Los sacaleches manuales pueden ser muy útiles, ya que pueden seleccionar directamente los conductos obstruidos.

Mastitis

Mastitis es una palabra elegante para referirse a un pecho infectado. Si, por desgracia, te sucede a ti, no es una sensación elegante en absoluto. Te sientes fatal. La mastitis puede aparecer de repente y causar fiebre alta, dolor repentino en los senos, malestares corporales y escalofríos. Tus pechos estarán rojos, hinchados y calientes al tacto. También te dolerán mucho. La mastitis no es ninguna broma y nunca debe ignorarse.

Pero, por muy dramática que parezca, también es sorprendentemente común. Hasta un tercio de las madres padecen mastitis. Suele estar causada por una causa doble: pezones dañados y acumulación del flujo de leche. Los pezones dañados permiten que las bacterias comúnmente halladas en la piel, llamadas *Staphylococcus aureus*, entren en el torrente sanguíneo alrededor de los pechos. Las reservas de leche rica en nutrientes que se encuentran en tus senos se convierten en una fuente deliciosa de alimento, y provocan el rápido desarrollo de millones de bacterias. Si a ello se añade el aumento de flujo sanguíneo que entra y sale de los pechos lactantes, es fácil ver con qué facilidad pueden desarrollarse infecciones más graves, como la *sepsis* (una infección de la sangre) o un absceso mamario.

La mastitis puede producirse incluso sin daño en el pezón, debido a una congestión prolongada o a la obstrucción de los conductos. Si tu bebé no puede transferir toda tu leche o si produces más de la que necesita, la leche se acumula. Como cualquier otra parte del cuerpo, cuando el líquido permanece en un lugar demasiado tiempo, puede infectarse. Por eso, si tienes un gran suministro eres más propensa a la mastitis, la congestión y la obstrucción de los conductos, incluso si parece que tu bebé está transfiriendo la leche de modo eficaz.

Los síntomas de la mastitis pueden propagarse muy rápidamente; puedes enfermar en pocas horas. Si crees que tienes mastitis, busca atención médica de inmediato. El tratamiento suele ser de diez a catorce días de antibióticos, y el médico puede indicar o no que se haga un cultivo de leche. Si desarrollas un absceso mamario, necesitarás un drenaje quirúrgico con antibióticos. En casos más graves o si desarrollas sepsis, puede que tengan que internarte para administrarte antibióticos por vía intravenosa.

Otra desventaja de la mastitis es que, incluso un solo episodio de la infección puede reducir significativamente tu suministro. Si ocurre una y otra vez, corres el riesgo de disminuir una mayor producción cada vez. No es normal tener mastitis recurrentes, por lo que, si sigue sucediendo, palpa tus senos para comprobar si hay bultos o quistes, ya que pueden bloquear la salida de la leche de los conductos.

Al igual que con los conductos obstruidos y la congestión mamaria, la clave para prevenir la mastitis es la extracción constante de leche de los pechos. Puedes seguir amamantando a tu bebé siempre que los antibióticos que te den sean seguros para él. Pero ten en cuenta que la mastitis suele ocurrir cuando el bebé no se agarra bien al pecho.

Si te duelen los pezones al dar el pecho y tienes frecuentes episodios de conductos obstruidos, quizá lo mejor sea que te concentres en bombear leche y vaciarte los pechos mientras examinas los problemas subyacentes relacionados con el agarre y la transferencia del bebé. Una madre a la que traté tenía episodios frecuentes de mastitis y, por mucho que se sacara leche o tomara antibióticos, la enfermedad volvía a aparecer. Cuando tratamos el agarre poco profundo del bebé y conseguimos que mamara de manera eficaz, su mastitis desapareció por completo.

Depresión posparto

El dolor puede afectar a muchas más cosas que la lactancia. Además del trauma físico obvio, también puede causar trauma emocional. Por supuesto, cualquiera que esté sometido a un dolor constante se deprime y se enfada. Pero las madres primerizas lo tienen aún peor. Más allá del estrés de no dormir y de cuidar y alimentar a un bebé, el sufrimiento posparto puede provocar cambios *hormonales* muy reales. Y estas hormonas pueden afectar a la fisiología y el funcionamiento de tu cerebro, incluso cuando dejas de amamantar.

Para entender por qué, volvamos a hablar de la oxitocina. Además de provocar que te baje la leche, la oxitocina también causa un estado de felicidad y calma y favorece el vínculo con tu bebé. Tendemos a pensar que esta hormona se libera únicamente cuando amamantas. Pero solo pensar en tu bebé, olerlo, tocarlo, verlo o incluso oír su llanto estimula la liberación de la oxitocina. Sentirse bien hace que el cerebro la libere aún más. Y lo mismo le ocurre a tu bebé. Esta liberación hormonal recíproca es la que crea el vínculo afectivo, una conexión fisiológica entre los dos. En cuanto al poder de la oxitocina, un estudio demostró que personas completamente desconocidas se comportaban de forma más amable y cariñosa después de abrazarse. Imagínate cómo influye una liberación repetida y reforzada de oxitocina entre ti y tu bebé. Harás, literalmente, lo que sea para demostrarle tu amor.

Ahora imagina lo que pasaría si ponemos toda esta dinámica patas arriba. ¿Qué pasaría si, en lugar de sentir dicha y calma, sintieras dolor cuando prendes a tu bebé al pecho? ¿Cómo afectaría ese dolor a tus hormonas? En primer lugar, no liberarías oxitocina. Tus pechos retendrían la leche, lo que provocaría que se congestionaran o se obstruyeran los conductos. No sentirías una oleada de amor hacia tu bebé; en cambio, aprenderías a asociar el dolor con él. Esta asociación te haría sentir culpable, así que intentarías superarla aguantando aún más dolor para demostrar que lo amas. Por mucho que te esforzaras, tu bebé empezaría a asociar que le dieras el pecho con algo negativo. Sin la oxitocina, tu subida de leche sería menor, y tu bebé tendría que esforzarse aún más para conseguirla. Si te duele, probablemente tu bebé no sea muy eficiente para empezar, así que hacerlo mamar sin el beneficio de la bajada de la leche solo hará que le cueste más. Pronto aprenderá que tú, tu olor y tus pechos no le dan lo que necesita. Su cerebro produciría menos oxitocina cuando esté en tu pecho.

Tu dolor físico también hace que tu cuerpo libere *cortisol*, una hormona producida en tus glándulas suprarrenales. Se libera en momentos de estrés y hace que sientas ansiedad, miedo y pánico. Si tienes niveles suficientemente altos de cortisol en el torrente sanguíneo, este puede incluso retrasar la producción de leche, reforzando esas asociaciones negativas. Con el tiempo, empiezas a sentirte triste porque tu cerebro no libera tanta *dopamina*, una hormona que hace que te sientas feliz y emocionada. La descarga de oxitocina también estimula la dopamina, y ambas hormonas se refuerzan mutuamente. Con todo ese cortisol y tan poca oxitocina y dopamina, antes de que te des cuenta, podrían aparecer síntomas de una *depresión postparto* (DPP). Y no hay nada que puedas pensar o creer o «superar» que te ayude a afrontarla.

La DPP es un trastorno mental grave que se presenta en casi una quinta parte de las madres que han dado a luz recientemente. Sus síntomas son un estado de ánimo persistentemente bajo, sentimientos de inutilidad, tristeza, desesperanza, ataques de pánico y dificultad para vincularse con el bebé. Suele empezar entre las seis primeras semanas y los seis meses después del parto. Es diferente del estado de melancolía posparto (*baby blues*), que se da en el 80 por ciento de las madres, que tienen síntomas similares durante los primeros días después del parto. La diferencia entre ambos es que la melancolía posparto desaparece a los diez días, y la DPP continúa.

En el momento en que una madre ha sufrido incluso una semana de amamantamiento doloroso, corre un mayor riesgo de padecer DPP. Esto se debe a que el dolor crea una depresión hormonal fisiológica y sentimientos de desesperanza. La abundancia de cortisol y la falta de oxitocina también afectan el vínculo y provocan aún más vergüenza. Un estudio demostró que, cuando las madres dejaban de dar el pecho debido al dolor, tenían más probabilidades de desarrollar DPP.[2] Ese mayor riesgo de DPP duraba hasta seis meses después de dejar de dar el pecho. No todas las DPP son consecuencia del dolor de la lactancia, pero estoy convencida de que el dolor causa mucha más DPP de lo que creemos.

Cuando tienes DPP, es difícil pedir ayuda porque ni siquiera te das cuenta de lo que está pasando. Tu estado de ánimo depende de tus hormonas. Por cierto, esto es cierto para todo el mundo, no solo para las mujeres perinatales. Las hormonas nos controlan a *todas*. Es difícil distinguir entre el agotamiento normal de una madre primeriza y la DPP, sobre todo cuando aparece por primera vez. Afortunadamente, la capacidad de pediatras y obstetras de diagnosticarla está mejorando. Si los síntomas son lo suficientemente graves, por favor, busca ayuda; puede que necesites que te mediquen o te internen. No tienes por qué seguir sufriendo sola. Si padeces DPP, asegúrate de llevar a cabo una evaluación exhaustiva de tu experiencia de lactancia. Puede que la raíz del problema esté oculta allí y sea totalmente solucionable.

Reflejo disfórico de eyección de leche (D-MER)

Un trastorno que está saliendo a la luz desde hace relativamente poco es el llamado *reflejo disfórico de eyección de leche* (D-MER, por sus siglas en inglés). El D-MER se produce cuando una madre lactante tiene una oleada de emociones negativas entre 30 y 90 segundos antes de la bajada de la leche. Esto puede ocurrir con la lactancia materna o con la extracción de leche. En el momento en que se expulsa la leche, los malos sentimientos desaparecen, pero vuelven justo antes de cada bajada.

Las emociones negativas pueden ser leves, como un suspiro o una sensación de vacío en el estómago. Pero también pueden ser peores, desde la tristeza y el nerviosismo hasta el pavor y la desesperanza y, a veces, incluso el suicidio. De repente, se tiene la sensación de que algo va muy mal. Y, después de la bajada, todos esos sentimientos desaparecen como por arte de magia. Para algunas madres, los síntomas del D-MER mejoran a los tres meses, pero para otras continúan durante toda la lactancia.

Se ha investigado muy poco sobre el D-MER, pero la teoría actual es que se trata de un problema fisiológico causado por la disfunción de la hormona dopamina. Sin embargo, al considerar los síntomas, lo más probable es que la causante sea la *serotonina*. La serotonina es una hormona que te hace sentir tranquila cuando tienes ansiedad. Curiosamente, la forma en que la serotonina actúa en tu cerebro cambia con el embarazo y el posparto.[3] Lo importante es que el D-MER no es psicológico. Al igual que con la DPP, no puedes evitar estos sentimientos, porque están controlados por tus hormonas.

Aunque la DPP y el D-MER son problemas diferentes, a veces se superponen y responden a tratamientos diferentes. El tratamiento del D-MER consiste principalmente en ser conscientes y comprender lo que está ocurriendo cuando los casos son leves o moderados. Comer o hacer algo que te distraiga puede ayudarte a soportar la oleada de síntomas. Evitar el estrés y dormir lo suficiente (buena suerte con eso) también puede moderar los síntomas. Los casos graves pueden requerir tratamiento médico o a base de hierbas, pero el D-MER no suele ser un gran impedimento para la lactancia. Como he dicho, las madres aguantan casi cualquier cosa por sus bebés.

10

No eres tú, es la bebé: apertura limitada y frenillo lingual corto

Ahora que ya conoces la mecánica de la lactancia materna, estoy segura de que podemos estar de acuerdo en que es un proceso complicado. Pero, cuando todo va bien, debería funcionar como un engranaje bien engrasado. Tu bebé debería vaciar fácilmente tus pechos y obtener mucha leche, y debería ser agradable para ambas.

Salvo cuando no lo es.

En realidad, solo la mitad de las madres son capaces de amamantar desde el principio. La otra mitad tiene dificultades. Y, cuando digo dificultades, me refiero a cualquier cosa, desde un dolor molesto hasta un martirio insoportable. Es fácil perderse en las técnicas, frecuencia, regímenes de bombeo y posiciones de lactancia. Cuando te encuentras con problemas, también es fácil asumir que es culpa tuya. Incluso si no te culpas a ti misma, todos los demás lo harán. Te dirán que estás demasiado estresada, o que tus pechos son demasiado blandos/grandes/pequeños/redondos/planos, o que no sostienes bien a la bebé o que no consigues que se agarre bien. Sea cual sea la excusa, tendrás el mérito del fracaso.

Te diré un secreto: la mayoría de las veces, no eres tú. Es tu bebé.

Como ya he mencionado varias veces (¡es importante!), la causa más común de las dificultades para amamantar es la incapacidad de tu bebé de abrir bien la boca. Puesto que la apertura es el primer paso para agarrar el pecho, si falla, también fallará todo lo que viene después. La apertura limitada de la boca es el principal motivo por el que fracasa la lactancia materna, pero esto nunca se explica del todo. A las madres solo se les dice que consigan que su bebé abra bien la boca. Cuando no lo hace, se les dice que pasen al agarre e ignoren que el primer paso ni siquiera ocurrió.

Con una apertura limitada, es posible que tu bebé ni tan solo pueda abrir mucho la boca. Puede que hasta parezca pequeña. Incluso si puede abrirla bien, no podrá mantenerla así, por lo que se deslizará hasta tu pezón, donde tú *sentir*ás el problema. Duele, es frustrante y te encuentras amamantando constantemente, pero ella sigue teniendo hambre. Para empeorar las cosas, nadie es capaz ver el problema, porque el agarre no se puede ver desde fuera. Solo tú puedes sentirlo.

Y recuerda, si tu bebé no abre bien la boca cuando nace, no es porque no quiera. Es porque no puede. Masajearle la boca con ejercicios no lo arreglará. Intentar abrirle la boca tampoco funcionará, porque la apertura limitada es un problema anatómico. Cuando nace, o bien puede abrir bien la boca o bien no puede hacerlo. Si no puede, nunca podrá mamar con normalidad sin una intervención. Por otro lado, si decides no amamantar, la apertura limitada no tiene importancia.

En este capítulo hablaremos en detalle de la apertura limitada de la boca y de su origen en la anatomía de la bebé. También hablaremos del frenillo lingual corto (anquiloglosia), del mal uso de los términos *frenillo lingual posterio*r y *frenillo labial* y de cómo se acuñaron, junto con opciones para tratar la apertura limitada. Hablaré de la ética de las intervenciones, con una advertencia sobre el creciente número de dentistas y médicos que incursionan en procedimientos teniendo poca o ninguna formación reglada, supervisión regulatoria o comprensión de la anatomía.

Origen anatómico de la apertura limitada

Aunque el amamantamiento es algo natural, la naturaleza es complicada. Y lo mismo sucede con la apertura de la boca de tu bebé. Algunas bebés, cuando nacen, no pueden abrir la boca lo suficiente como para desencajar la mandíbula. Te preguntarás cómo hemos podido sobrevivir así como especie. Si las bebés no pueden tomar el pecho de su propia madre, ¿acaso no se morirán de hambre? (La respuesta es no. Hay muchas maneras de alimentarlas).

El problema del encaje inadecuado es típico en la naturaleza. Piensa, por ejemplo, en el parto. No todas las bebés encajan en el canal de parto de su madre sin ayuda. Por eso necesitamos cesáreas y fórceps. ¿Por qué amamantar debería ser diferente? Algunas veces las cosas encajan bien. Otras no. Todo es cuestión de la anatomía.

La causa más común de la apertura limitada es la forma de la cabeza de tu bebé y la posición del paladar, la lengua y la mandíbula. Cuando tu bebé está formándose, la forma de la cabeza está determinada por su manera de colocarse en el útero. Si puede moverse libremente, su cabeza será más redonda. Si no puede hacerlo, tus partes óseas más duras darán forma a los huesos suaves de su cráneo. Por ejemplo, si está de nalgas durante el último trimestre, la parte de su cabeza ubicada debajo de tus costillas estará comprimida cuando salga. Del mismo modo, si se ubica con la cabeza hacia abajo a comienzos del tercer trimestre, su cabeza será moldeada por la forma del interior de tu cintura pélvica y cuando nazca lucirá alargada o con forma de cono.

Cualquier posición de la bebé dentro del vientre en la que permanece metida dentro de un lugar modificará el eje de su cabeza y afectará todas las estructuras internas. Específicamente, si tiene la cabeza metida en algún lugar, la posición de su mandíbula se desplaza hacia atrás y hacia arriba un poco más de lo habitual. Este fenómeno se llama *retrognatia*. Su paladar también cambia: de la típica forma horizontal a una más vertical y arqueada. Sin embargo, la lengua permanece en la misma posición. Pero, dado que su lengua está conectada con el suelo de la boca, el desplazamiento de la posición de su mandíbula impide que su lengua pueda moverse normalmente. El leve desplazamiento del eje de la cabeza de tu bebé hace que su lengua, mandíbula y paladar se muevan juntos en lugar de hacerlo independientemente.

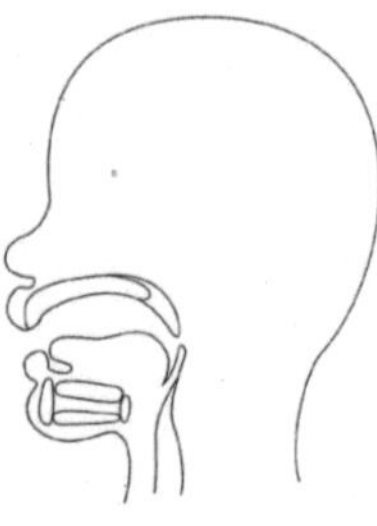

Figura 1: Normal - boca abierta.

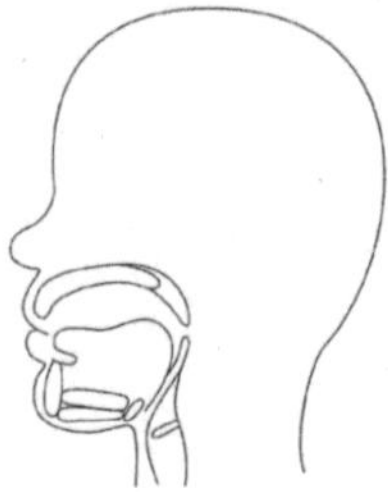

Figura 2: Normal - boca cerrada.

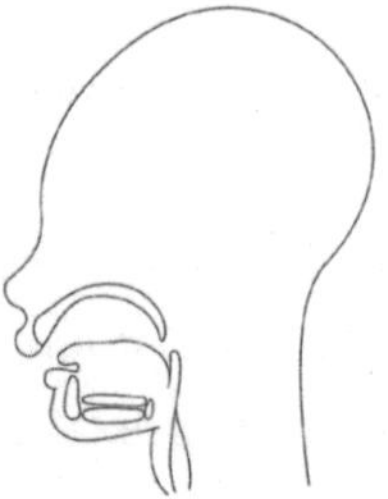

Figura 3: Paladar alto - mandíbula retraída, boca abierta.

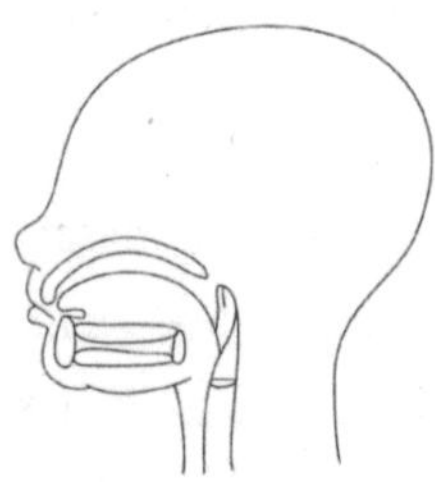

Figura 4: Paladar alto - mandíbula retraída, boca cerrada.

Si te resulta demasiado complicado entender esto, imagina uno de esos juguetes Transformer. Por la forma en que se conectan sus partes, tienes que mover cada pieza en un orden determinado para *transformar* el juguete de una forma a otra. Ahora imagina que le das al juguete una forma diferente derritiéndolo o apretándolo y luego intentas mover las piezas. No funcionará.

Lo mismo sucede con la anatomía de tu bebé. Si el eje de su cabeza es más alargado, no podrá desencajar la mandíbula porque las partes están conectadas de manera diferente. De hecho, si baja la mandíbula, la lengua también desciende y se aleja del paladar, por lo que no puede comprimir el pecho. Llevar la lengua al paladar levantará la mandíbula y hará que la boca se cierre en lugar de mantenerla abierta. Desencajar la mandíbula será imposible. Para abrir la boca, tendrá que encajar la mandíbula y mantenerla ahí. Encajar la mandíbula requiere un gran esfuerzo (piensa en lo difícil que es mantener la boca abierta en el dentista). Después de un rato, su agarre se deslizará y solo abarcará tu pezón: ¡ay, qué dolor!

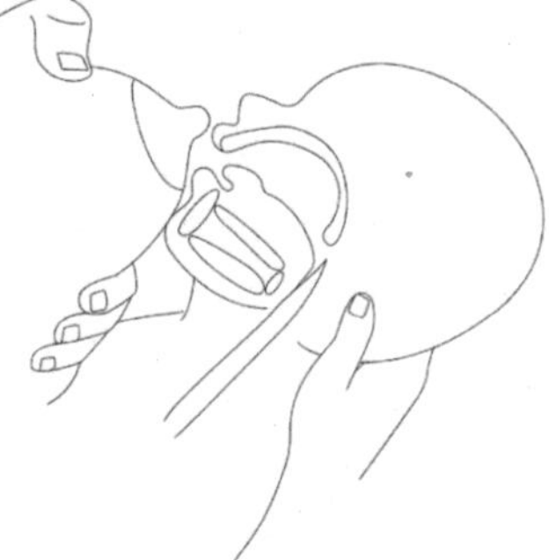

Figura 1: Apertura limitada.

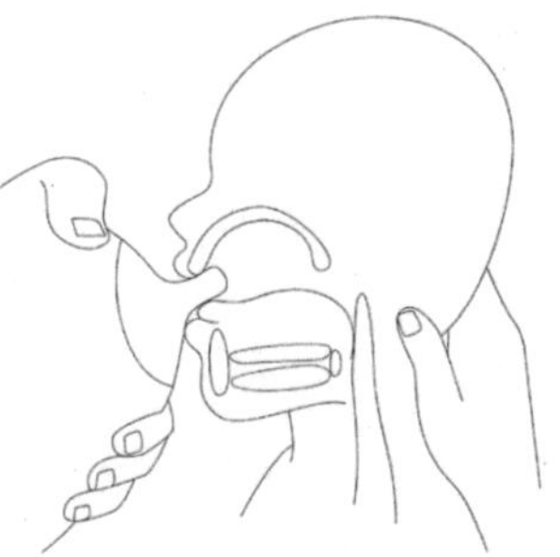

Figura 2: Agarre superficial del pezón.

Al no poder desencajar la mandíbula, tu bebé tendrá una apertura pequeña, lo cual siempre resulta en un agarre poco profundo. Si no puede abrir la boca lo suficiente, tu pezón no puede quedar fijo al fondo de su garganta. Su paladar, que será más arqueado, no podrá llenarse con la suficiente cantidad de pecho como para estimular un reflejo de succión normal. Cada vez que succione, tragará aire, lo cual le provocará gases y cólicos. A veces no podrá succionar en absoluto. Le costará mucho transferir leche por sí sola y tendrá que depender de la bajada de tu leche. Para ella es agotador y frustrante, porque puede oler la leche pero no puede extraerla.

Cuando tu bebé no puede abrir la boca con normalidad, sucede algo más. Si intenta mamar y fracasa repetidas veces, con el tiempo perderá el reflejo de abrirla. Se quedará dormida al pecho o dejará de abrir la boca cuando lo tiene al lado. Una vez que deje de mamar, te verás obligada a alimentarla con un biberón o de otra manera. Cuando vea que puede obtener alimento de otro modo, aprenderá a contraer los labios para meterse la tetina del biberón en la boca en lugar de abrirla bien. Algunas bebés se adaptan rápidamente, en cuestión de días. A otras les puede llevar semanas. Se trata de una de las formas de *confusión del pezón* y la discutiremos en el capítulo 12.

Si crees que tu bebé tiene la apertura limitada, es probable que tengas razón. Tú puedes diagnosticarlo con facilidad porque lo ves cada vez que ella intenta prenderse al pecho. También puedes sentirlo porque casi siempre resulta doloroso. De hecho, podrás diagnosticar la apertura limitada mejor que cualquier otra persona. La mayoría de los consultores de lactancia y médicos lo ignoran por completo, y ofrecen consejos imposibles de seguir, en lugar de examinar la anatomía de tu bebé. Te dirán que le abras la boca o que comprimas tu pecho dolorosamente como un *panini* e intentes metérselo a la fuerza en la boca. Pero nada de esto funciona. Tienes que solucionar el problema anatómico de fondo antes de poder avanzar.

Si tu bebé no puede abrir bien la boca, el problema puede corregirse. Si no quieres realizar una frenotomía, hay otras opciones, dependiendo de tu suministro. La apertura limitada solo importa el primer año de vida, para amamantar, y, a veces, para alimentarse con biberón. Una vez que abandonas la etapa de la lactancia y el biberón, no tiene ninguna importancia. Su paladar elevado y su mandíbula retraída se corregirán solos a medida que transcurra su segundo año.

Frenillo lingual corto (anquiloglosia)

Estoy segura de que a estas alturas ya todo el mundo ha oído hablar del *frenillo lingual corto* o *anquiloglosia*. Está, literalmente, en la punta de la lengua de todo el mundo, y se lo culpa de todos los fracasos imaginables de la lactancia. Desafortunadamente, hay un gran desconocimiento del frenillo lingual corto y se suele sobrediagnosticar Como otorrinolaringóloga, hace dos décadas que diagnostico y trato el frenillo lingual corto en bebés. Pero antes de hablar de los pros y contras de tratarlo, tenemos que entender lo que significa realmente la anquiloglosia.

Cuando tu bebé se desarrolla en el útero, la lengua comienza siendo dos partes y luego se fusiona en el medio para convertirse en una sola estructura. Al fusionarse, se forma un exceso de tejido debajo de la lengua para separarla del suelo de la boca. Ese tejido se llama *frenulum*. Un poco de *frenulum* es normal, pero la mayoría debe deshacerse y permitir que la lengua se mueva libremente. Cuando este exceso de tejido no se deshace, tira de la lengua hacia abajo e impide que la bebé pueda levantarla o moverla hacia atrás y hacia delante. El exceso de *frenulum* se llama *frenillo lingual corto* o *anquiloglosia*. Lo sufre entre el 4 y el 10 por ciento de la población general, y se cree que es genético. Si tu bebé tiene frenillo lingual corto, verás una membrana fibrosa debajo de su lengua cuando llora o abre la boca. Aunque parece fibrosa, la anquiloglosia es, en realidad, un trozo de tejido conectivo de tres dimensiones que se desplaza hacia delante cuando ella levanta la lengua. Técnicamente, se considera que una lengua tiene frenillo lingual corto cuando el 75 por ciento de ese exceso de tejido no se deshace. Es posible que la punta de su lengua también tenga forma de corazón debido a que está sujeta en el medio por el *frenulum*. Tener el frenillo lingual corto es como si nacieras con los cordones atados. Puedes caminar, pero cuesta mucho. Todo el mundo tiene un *frenulum*, pero no todo el mundo tiene frenillo lingual corto.

Al contrario de lo que piensa la mayoría, el frenillo lingual corto jamás se estira por sí solo. Además, impide que la lengua de tu bebé pueda desarrollarse normalmente. Esto puede provocar otros cambios más permanentes en su lengua y boca. La lengua es un músculo, de modo que su manera de moverse determina su forma. Si no liberas la lengua de inmediato, tu bebé tendrá una lengua más pequeña y menos musculosa.

También le costará más lamer cosas, llevar la comida a la parte posterior de la garganta, limpiarse los dientes con la lengua y levantarla. Afectará a su habla, y le será más difícil articular ciertos sonidos. Al no poder levantar la lengua para comprimir el techo de la boca, su paladar, ya arqueado, permanecerá alto y arqueado, lo que reducirá el volumen nasal. Algunos adultos con frenillo lingual corto no tratado también tienen los dientes inferiores apiñados, problemas de mandíbula, y roncan.

Se ha investigado y debatido mucho sobre el modo en que el frenillo lingual corto influye en la lactancia.[1] Si es lo suficientemente grave, puede causar una apertura limitada y todos los síntomas que la acompañan. Sin embargo, no todas las bebés con frenillo lingual corto tienen problemas para mamar. Depende de cómo encajen en los pechos de su madre y de la fuerza del flujo de leche de esta. Aun así, la mayoría de las mamás mejoran la lactancia cuando se libera el frenillo lingual corto de su bebé, incluso si pensaban que todo iba bien.

Por todas estas razones, es importante liberar un frenillo lingual corto lo antes y lo más completamente posible. En bebés menores de un año, esto puede hacerse como un simple procedimiento dentro del consultorio y no requiere anestesia. Cuanto antes se libere el frenillo lingual corto, menos posibilidades hay de que vuelva a crecer. No importa cómo o cuándo se haga, siempre vuelve a regenerarse hasta cierto punto, por lo que el sitio de la incisión debe ser estirado después de liberarlo. Si esperas a que tu bebé sea una niña pequeña para liberar un frenillo corto, necesitará anestesia si la llevas a un otorrinolaringólogo. Su recuperación será más dolorosa y más larga, y habrá más posibilidades de que el frenillo lingual corto vuelva a crecer. Es posible que también requiera terapia del lenguaje para fortalecer la lengua. La regeneración en los adultos puede ocurrir hasta en el 85 por ciento de los casos.

LA PERSPECTIVA DE LA PACIENTE

Jack tenía dos semanas de edad cuando su madre lo trajo a verme. Había tenido dificultades para prenderse, abriendo la boca y moviendo la cabeza de un lado a otro sobre sus pezones antes de empezar a mamar. Cuando conseguía prenderse, su madre tenía que aguantar los gritos de dolor durante los primeros minutos. Con el tiempo, el dolor disminuyó, pero sus pezones sangrantes y agrietados estaban dañados. Sin embargo, su suministro parecía bueno y podía extraerse entre 60 y 90 ml entre tomas. Jack estaba ganando peso, así que ella había asumido que lo estaba haciendo bien y que el dolor era su problema. El bebé tenía un poco de gases y reflujo, pero por lo demás estaba sano, y ella se sentía egoísta por haberlo traído. Su pediatra advirtió el frenillo lingual corto, así que la envió para que me viera.

En el examen, Jack exhibió un frenillo lingual corto visible y un paladar normalmente arqueado. Tras liberarle el frenillo lingual, pudo agarrarse al pecho con una apertura mucho mayor. La madre todavía tenía algo de dolor residual, pero sentía que el bebé ya se agarraba mucho más profundamente.

Frenillo lingual corto posterior y frenillo labial

Si bien hay consenso en que el frenillo lingual corto causa problemas de lactancia, hay muchas bebés que tienen dificultades para mamar y no tienen anquiloglosia. A estas bebés se las está diagnosticando con *frenillo lingual corto posterior* y *frenillo labial.* Como explicaré, estos términos son más un malentendido de causa y efecto que un diagnóstico real.

Ya en el siglo XV, las parteras liberaban frenillos linguales con las uñas afiladas. En la década de 1970, también los médicos comenzaron a liberarlos. Lamentablemente, no había coherencia en los protocolos de tratamiento, por lo que los resultados tuvieron un éxito desigual y estos procedimientos fueron finalmente abandonados. A principios de la década de los 2000, se redescubrió el frenillo lingual corto como una de las causas de las dificultades de la lactancia, gracias a un pequeño número de personas que nos interesamos por ello y tuvimos éxito tratándolo. En 2009, volvió a popularizarse la liberación de los frenillos linguales cortos para ayudar a la lactancia materna. Pero, a medida que tratábamos a más bebés, se hizo evidente que había muchas más con dificultades para mamar que no tenían frenillo lingual corto que las que sí.

En un esfuerzo por descifrar la paradoja, la doctora Elizabeth Coryllos, cirujana pediátrica de Long Island, creó un sistema de clasificación.[2] Pero, en lugar de diferenciar el frenillo lingual corto de un frenillo normal, los denominó *todos* frenillos linguales cortos, y los clasificó en función de su aspecto. Si la bebé tenía un frenillo lingual corto que era visible, lo llamaba Tipo 1 o Tipo 2. Si el frenillo no era visible, se denominaba Tipo 3 o Tipo 4, o frenillo lingual corto posterior. Si bien este fue un primer paso para comprender cómo el frenillo lingual corto afecta a la lactancia materna, lamentablemente la doctora falleció antes de poder terminar su investigación. En los muchos años transcurridos desde que se escribió, su método para clasificar la atadura oral en los distintos tipos de frenillos linguales cortos ha afectado el diagnóstico de los problemas de lactancia y creado mucho debate y confusión.

El término *frenillo lingual corto posterior* es problemático por muchas razones. Para empezar, no es una estructura anatómica. Cuando miras dentro de la boca de tu bebé, no hay nada que ver, porque el frenillo lingual corto posterior significa que no puede mamar y que *no* hay un frenillo lingual corto. Algunos profesionales intentan explicar que en estas bebés el frenillo es grueso y está atado, pero la verdad es que, sin conocer la historia de la bebé, nadie puede diagnosticar el frenillo lingual corto posterior simplemente mirando su boca. Describir el problema diciendo que tienen frenillo lingual corto también es engañoso, porque estas bebés no desarrollan problemas con el habla o el movimiento de la lengua. Además, si solamente se libera un supuesto frenillo lingual corto posterior, la lactancia no mejorará.

Los pediatras refutan, y con razón, la existencia del frenillo lingual corto posterior. Por desgracia, no tienen una respuesta alternativa para los problemas de lactancia. Si una bebé tiene dificultades para mamar, suelen recomendar leche de fórmula o bombear, o bien te refieren a un consultor de lactancia, que luego diagnostica un frenillo lingual corto posterior. Muchas madres aceptan este diagnóstico confuso porque quieren ayuda. Obviamente, hay una razón por la que la bebé no puede mamar, pero esta forma de abordar el problema es equivocada.

¿Y el término *frenillo labial*? ¿También es una tontería? Sí y no. *Todos* los recién nacidos tienen frenillo labial. Su función es mantener un espacio entre sus dientes de leche para que haya lugar para que sus dientes permanentes puedan salir. Un frenillo labial por sí solo no predice si una bebé tendrá problemas para mamar. Aunque el diagnóstico de frenillo labial existe, se trata solo de una deformidad cosmética causada por un frenillo labial superior grueso que deja un hueco entre los dos dientes incisivos. Los dentistas pediátricos recomiendan esperar a que los niños tengan nueve años o más antes de decidir si es necesario cortarlo. Si no se corta un frenillo labial, solo causa un problema estético. No afectará al habla ni a ninguna otra función. No se puede predecir ni diagnosticar un frenillo labial en una recién nacida, porque *todas* las bebés lo tienen. Hay que esperar a que crezca para ver si se producirá una separación entre los dientes incisivos centrales. Como en el caso del frenillo lingual corto posterior, si se corta solo el frenillo labial cuando una bebé tiene dificultades para mamar, no mejorará su lactancia.

Lo que nos lleva de nuevo a la pregunta: ¿Qué causa todos estos problemas de lactancia en bebés que no tienen frenillo lingual corto? Ya conoces la respuesta. Es la apertura limitada. Si alguien diagnostica a tu bebé con frenillo lingual corto posterior o frenillo labial —ahora incluso hay frenillos de mejillas—, en realidad, lo que intenta decir es que no sabe por qué tienes dificultades pero no ven un frenillo lingual corto. El diagnóstico real es que tu bebé no puede abrir la boca lo suficiente. Cuando no puede abrir la boca para desencajar la mandíbula, termina articulando la mandíbula. Esto provoca un agarre superficial. Su mandíbula retraída —no el frenillo lingual corto—restringe el movimiento de su lengua y evita que se levante para alcanzar el paladar alto y arqueado. Su labio superior se curva hacia abajo debido a su paladar alto y la posición de la mandíbula en relación con el tercio medio facial. Es posible que también aparezca una ampolla en el labio superior por la fricción.

El concepto del acople

Lo que nos lleva de nuevo al concepto del acople. A diferencia de otras épocas, cuando se valían de nodrizas, las mamás de hoy quieren amamantar a sus bebés con sus propios pechos. Combinado con la presión para que todo el mundo amamante, no es de extrañar que tantas necesiten ayuda. Las madres siempre han tenido problemas para dar el pecho. Pero también han sido ingeniosas y han encontrado otras formas de alimentar a sus bebés, aunque sea con leche animal. Respecto de la lactancia, si tu bebé no puede abrir bien la boca, no podrá agarrarse como corresponde a ningún pecho. Por el contrario, si tiene una apertura amplia y normal, podrá agarrarse a cualquier pecho o pezón.

Considero que el frenillo lingual corto y la apertura limitada son dos cuestiones que se superponen. Forman un buen diagrama de Venn.

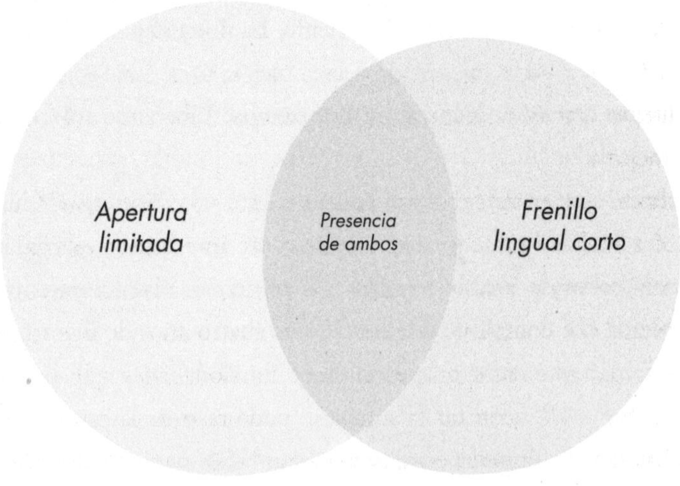

Si tu bebé tiene frenillo lingual corto, este debe ser liberado lo antes posible. A veces, cortar un frenillo lingual corto que es evidente mejora el acople, y a veces no. Si no es así, es probable que tu bebé también tenga el paladar alto y arqueado y la mandíbula retraída. Es importante tratar ambos problemas si quieres amamantarla. Hay bebés que tienen una apertura limitada sin frenillo lingual corto, que se trata de manera similar. Ya sea por frenillo lingual corto, por apertura limitada o por ambos, tu bebé tiene que acoplarse a tus pechos para poder mamar.

Resolver la apertura limitada de la boca

Ahora llegamos por fin al motivo de toda esta confusión. Radica en el hecho de que se confunde el tratamiento de la apertura limitada con su causa. En pocas palabras, cuando tu bebé tiene la apertura limitada, aunque los frenillos labial y lingual no sean el problema, liberarlos ambos al mismo tiempo es la solución. Los frenillos son tejido conectivo normal, pero, como no tienen ningún otro propósito, cortarlos cuando tu bebé tiene esos cambios anatómicos de los que hablamos resuelve la parte anatómica. Cortar el frenillo lingual inferior libera la lengua del suelo de la boca y de la mandíbula retrognática. Cortar el frenillo labial permite que su labio se curve hacia arriba en lugar de jalar su paladar duro hacia abajo. La liberación de ambos permite que el paladar, la lengua y la mandíbula se muevan libremente. La libertad de movimiento le permitirá desencajar la mandíbula y abrir bien la boca. Esto solo funciona si se liberan ambos frenillos al mismo tiempo. Liberando solo uno, no habrá mejoría.[3]

Admito que entender cómo funciona esto no es intuitivo. Cuando empecé a realizar estos procedimientos, me impresionó «arreglar» el problema cortando ambos frenillos. Al principio, ni siquiera entendía el problema por completo. Me llevó otros cuatro años de investigación averiguar por qué estos procedimientos funcionaban y qué problema solucionaban. Al encontrar la solución, pude rastrear la causa. Liberar el frenillo labial y lingual permitía que estas bebés pudieran abrir la boca sin restricciones.

El momento en que se debe liberar el frenillo lingual corto es discutible. Yo soy partidaria de hacerlo tan pronto como se note el problema por las razones que ya he expuesto. Pero, como necesitas tiempo para ver cómo tu bebé y tú os acopláis, tiene sentido esperar una semana mientras intentas encontrar el modo de hacerlo. A veces la bebé no se acopla porque estás congestionada. Cuando tus pechos duros e hinchados se ablandan, su agarre mejora. Pero, si ha pasado una semana y todavía te cuesta lograrlo, probablemente la bebé tenga una apertura limitada. Tendrás que decidir si quieres someterla a un procedimiento. Como señalé anteriormente, esperar a que el dolor se detenga o a que mejore el agarre no es la solución. Puede que no quieras una intervención, pero el problema persistirá.

LA PERSPECTIVA DEL PACIENTE

Jaheem era un bebé de cuatro semanas que no podía mamar bien. Su madre tuvo un parto largo y al final le practicaron una cesárea. Tuvo que tomar esteroides durante el embarazo por un problema autoinmune subyacente, por lo que le costó recuperarse del parto. Cuando intentaba amamantar, el bebé se ponía «violento» y quería comer con frecuencia. Al intentar mamar, solo podía prenderse del pezón, y era muy doloroso para la madre. Mamaba durante mucho tiempo y seguía teniendo hambre después. Cuando la madre se sacaba leche, extraía entre 30 y 40 ml en total, pero bombeaba solo una vez al día.

Al examinarlo, observé que Jaheem tenía un frenillo lingual corto grueso y visible, el paladar alto y la mandíbula retraída. Tras someterse a las frenotomías superior e inferior, pudo abrir más la boca. La madre pudo amamantar en la consulta sin dolor, pero el bebé se enfadaba porque tenía poca leche. Se le aconsejó a ella que tomara suplementos para aumentar la producción y que amamantara de cinco a diez minutos de cada lado con un sistema de lactancia complementaria para incitar al bebé a seguir mamando, seguido de un bombeo de cinco minutos de cada lado.

Frenotomías

El corte de un frenillo se denomina *frenotomía*. Debe realizarse en un entorno controlado, con mucha luz, utilizando instrumentos estériles. Solo debe cortarse el tejido superficial bajo la lengua y bajo el labio superior, nunca el músculo subyacente. Cortar el músculo de la lengua provoca un dolor terrible y mucho sangrado. Si el corte es demasiado profundo, hay que quemar o *cauterizar* las partes sangrantes, lo que causa aún más dolor y alarga la recuperación. También habrá más cicatrices y volverá a crecer. Si la bebé tiene menos de un año, la frenotomía puede hacerse en la consulta, con anestesia tópica o sin ella. Nunca es necesaria la anestesia general, sobre todo si se hace antes de que la bebé cumpla un año, y puedes darle el pecho inmediatamente después.

Hay dos formas de realizar frenotomías: con láser o con tijeras estériles. Siempre he usado tijeras, así que estoy sesgada hacia ellas. Son muy precisas, y hay muy poco daño a los tejidos. También es fácil para la madre sostener a la bebé en sus brazos porque los cortes tardan menos de cinco segundos. Si se hace correctamente, el sangrado es mínimo, y la bebé puede mamar enseguida. Rara vez es necesario cauterizar, ya que la lactancia detiene la hemorragia. Amamantar a la bebé también la calma, y puedo comprobar si el procedimiento ha funcionado allí mismo. Hay muchos médicos que hacen frenotomías y luego cauterizan el tejido, lo que causa más dolor y cicatrices. Mientras se haga en el plano quirúrgico adecuado y la bebé se prenda enseguida, rara vez hay motivo para cauterizar. En los 17 años en que he tratado a más de 22.000 bebés, solo he tenido que cauterizar nueve veces. Siempre existe la posibilidad de que el frenillo vuelva a crecer, pero puede impedirse estirando con suavidad el lugar de la incisión durante los primeros cuatro y siete días. Si vuelve a crecer, no es necesario repetir el corte, ya que el tejido puede estirarse fácilmente en la consulta.

El láser está ganando popularidad, más por el *marketing* que por otra cosa. Generalmente, quienes realizan este procedimiento son dentistas que ya tienen láseres y necesitan una razón para utilizarlos. Nadie compraría un láser para hacer frenotomías. El procedimiento por láser también resulta bastante caro y no está cubierto por el seguro. En mi opinión, el único beneficio de usar un láser es que no tienes que ver sangre. Pero hay tantos inconvenientes en usarlo, que me preocupa que las bebés estén sufriendo innecesariamente debido a los enormes márgenes de beneficio que tiene el láser.

El láser causa un dolor tremendo y daña los tejidos. Además, el corte se basa en el tiempo, por lo que cuanto más tiempo el dentista mantiene el láser en el lugar, más profundo será el corte. Tu bebé no amamantará inmediatamente después del procedimiento y sufrirá dos semanas de dolor, y además la lactancia empeorará antes de mejorar. Dado que el láser utiliza calor para cortar, hay más daño térmico, lo que produce más cicatrices y un tiempo de curación más largo. Tendrás que estirar y desgarrar los puntos de incisión enérgicamente para romper el tejido cicatrizado a medida que se forme. También existe el riesgo de dañar la córnea durante el procedimiento, por lo que todos los que están presentes en la sala deben llevar protección ocular. Tienen que quitarte a la bebé de los brazos y sujetarla, o incluso atarla, para que no se mueva. A la mayoría de los padres ni siquiera se les permite estar en la habitación cuando se hace. La parte triste es que la mayoría de los padres no se dan cuenta de que estos horribles aspectos del procedimiento no son necesarios. Incluso se les dice que deben esperarlos. Aunque el láser termine ayudando a que la bebé se prenda, hay que pagar un precio muy alto, emocional y económicamente. Algunas bebés se someten a varios procedimientos y, cuando la lactancia no mejora, el dentista culpa a la madre.

No hace falta someter a un procedimiento a todas las bebés que tienen apertura limitada. Si tienes un suministro enorme, puedes amamantar un poco, siempre que no te duela, y sacarte leche para mantener la producción. También puedes utilizar pezoneras si tu bebé no puede agarrarse al pecho. Insisto, también tienes que extraerte leche, porque tu bebé no podrá extraer la leche por sí sola. Solo podrá obtener lo que le den tus pechos. Algunas madres pueden amamantar así durante muchos meses. Pero nadie puede decirte cuánto tiempo podrás mantener tu suministro, porque ninguna de estas opciones soluciona la incapacidad de tu bebé para transferir leche de forma eficaz. Puedes renunciar a la lactancia y limitarte a sacarte leche y darle el biberón. Puesto que la apertura limitada sin un frenillo lingual corto afecta la alimentación solo el primer año, *no* hacer frenotomías no afectará a tu bebé de ningún otro modo a menos que tenga el frenillo lingual corto de verdad.

Cómo la apertura limitada y el frenillo lingual corto afectan a la alimentación con biberón

Aunque la mayoría de las bebés que tienen una apertura restringida pueden alimentarse con biberón, un paladar alto y una mandíbula retraída pueden seguir causando problemas. Como las bebés con la apertura limitada no pueden sellar las tetinas de los biberones, la leche suele escaparse por los lados. Estas bebés también tragan más aire debido al espacio extra en su paladar elevado. Algunas ni siquiera pueden llevar la lengua lo suficientemente arriba como para comprimir la tetina del biberón. Tienen que confiar en la gravedad y a menudo se atragantan con la leche. Si el paladar de tu bebé es lo bastante alto, es posible que la tetina del biberón no lo alcance, por lo que su reflejo de succión no se activará.

A las bebés que tienen dificultades para alimentarse con biberón a veces se les diagnostica bajo tono muscular. Pero el problema puede ser que su paladar sea demasiado grande para la tetina del biberón. Puede que pruebes una gran cantidad de tetinas, pero solo consigas una mejoría mínima. Ninguna tetina es perfecta, porque todas serán demasiado pequeñas para su boca.

Algunas bebés directamente no pueden tomar ni el pecho ni el biberón debido a lo limitada que es su apertura. En estos casos, tienen problemas para alimentarse y ganar peso hagas lo que hagas. Liberar el frenillo labial y lingual de estas bebés suele ser la única solución, pero puede que necesiten otro tipo de apoyo.

Tasas de éxito y alternativas

Si decides someter a tu bebé a una intervención, debes saber que ningún procedimiento está exento de riesgos. Si bien el corte del frenillo superior e inferior siempre libera la apertura limitada, no necesariamente *soluciona* la lactancia. Incluso después de realizar frenotomías, a veces la lactancia mejora solo un poco. Incluso he tenido bebés que directamente se negaban a mamar después de la intervención. Hay tantos otros factores implicados que tienes que considerarlos todos antes de decidir si quieres seguir adelante:

1. **Edad de la bebé:** Aunque no hay una edad límite para realizar estos procedimientos, cuanto más tiempo haya amamantado la bebé con una apertura limitada, más variables hay que tener en cuenta. Es posible que haya aprendido que es difícil sacar la leche y haya desarrollado diferentes comportamientos de succión, como chasquear la lengua hacia delante en lugar de llevarla hacia atrás. Puede frustrarse y distraerse con más facilidad. También es más difícil lograr que una bebé más grande haga lo que tú quieres, por lo que algunas posturas para amamantar son un reto. Cuanto más grande es, más pesa, lo que también afecta tu capacidad para sostener su cabeza y sujetar el pecho durante la lactancia. En general, hay una mejoría más variable a partir de los tres meses. Después de los seis meses, las posibilidades disminuyen aún más.

2. **Baja producción de leche:** Incluso si liberas la apertura de tu bebé, no querrá mamar si no recibe una recompensa por su esfuerzo. Si tienes poca leche, prepárate para darle un suplemento. Del mismo modo, si se realiza más tarde (entre ocho y diez

semanas) y tu producción está disminuyendo, conseguir que realice un agarre más profundo la ayudará a extraer lo que tienes. Es improbable que vuelvas a recuperar todo tu suministro.

3. **Aversión al pezón:** Una vez que tu bebé aprenda que tus pechos no dan leche, lo recordará. No entenderá que, una vez que su frenillo se haya liberado, amamantar será más fácil. Habrá que convencerla. La tarea de convencerla puede crear mucha frustración para ti y para ella. Algunas bebés son tan listas que se vuelven testarudas y se niegan a mamar hagas lo que hagas. Puedes solucionar el problema subyacente de la apertura, pero aún tienes que solucionar el comportamiento de la bebé. Si esto ocurre, consulta el capítulo 13 para obtener sugerencias.

Ética y riesgos de la intervención

Cuando empecé a trabajar como otorrinolaringóloga después de la residencia, me uní a un grupo de médicos hombres en un lujoso consultorio del Upper East Side. Atraían a muchos pacientes, muchos de los cuales eran bebés con el frenillo lingual corto que tenían problemas para mamar. Aunque yo jamás había escuchado hablar del frenillo corto, aprendí rápidamente todo lo que pude. Impulsada por mi propio fracaso en la lactancia, quería ayudar a las madres a evitar lo que yo había sufrido. También supuse que el frenillo lingual corto era algo que debería haber aprendido en la residencia, y estaba demasiado avergonzada como para pedir ayuda.

Pasaron un par de años. Trataba a más recién nacidas con frenotomías que nadie en Manhattan. Intenté convencer a mis colegas de que aprendieran a hacerlo. «Piensen en todos los bebés y las madres que podrían ayudar», les decía. Pero mis súplicas cayeron en saco roto. Un colega hombre se negó a aprender, diciendo que la otorrinolaringología no tenía nada que ver con los senos. Otro insistía en que podía aprender a hacer estas intervenciones él solo. Insistía en que la lengua solo estaba ahí para «cosquillear el pezón» y que era imposible que causara problemas. Hasta mis jefes se mostraban escépticos. Uno me llamó a su despacho para darme una lección sobre el frenillo lingual corto y me dijo que yo estaba realizando procedimientos no indicados. Pero a las pruebas me remito. Un bebé tras otro entraba con problemas y salía amamantando maravillosamente.

Cuando el consultorio médico para el que trabajaba cerró, abrí el mío y seguí tratando a recién nacidos con problemas de lactancia materna. Había un número muy reducido de consultores de lactancia en mi círculo íntimo. Juntos formamos una especie de red clandestina de lactancia. Compartíamos ideas. Visitaban mi oficina con sus pacientes y yo les enseñaba lo que sabía. Hablaba en sus conferencias. Incluso nos defendíamos mutuamente de pediatras que advertían a las madres de no seguir nuestros consejos y las convencían de que no sometieran a sus hijos a nuestros procedimientos.

Fue durante aquel tiempo, debido a todo el éxito que tuvimos, que los consultores de lactancia comenzaron a expandir horizontes. Yo era una sola médica, así que era imposible que pudiera atender a toda la población del área triestatal. Empezaron a enviar a las mamás y los bebés a los dentistas y médicos locales, que eran más accesibles. El único problema era que estos otros médicos sabían muy poco sobre lactancia materna. Ahora hay tanta gente haciendo procedimientos sin protocolos coherentes, que las madres se encuentran con una mezcla de consejos confusos. No saben a quién creer.

Los médicos tienen un título, pero no una enseñanza formalizada para aprender cómo y por qué hacer frenotomías. Al menos los otorrinolaringólogos somos cirujanos, así que podemos tratar las complicaciones. Los pediatras y los médicos de familia no están formados en prácticas estériles, y, por lo general, no se sienten cómodos realizando estos procedimientos. Desconozco cómo los dentistas empezaron a hacer frenotomías, pero no tienen ninguna formación en lactancia materna. Tampoco trabajan con seguros médicos para hacer frenotomías con láser, así que no hay supervisión regulatoria de lo que están haciendo o alegando. Debido a que los dentistas trabajan en efectivo y en la práctica privada, nadie los vigila. Al menos en medicina hay grandes rondas en los departamentos de los hospitales durante las que tenemos que informar acerca de las complicaciones con las que nos hemos encontrado. También hay compañías de seguros que controlan nuestro trabajo. Pero no en odontología. Un dentista puede hacer literalmente lo que quiera a menos que alguien se queje. ¿Cómo puede haber alguna queja si nadie sabe cuál es la práctica estándar?

Desde el punto de vista médico, el profesional que realiza un procedimiento tiene la obligación moral y legal de no hacer daño. Esto incluye poder dar un verdadero consentimiento informado para las cirugías, mayores y menores. También debemos responsabilizarnos de los resultados de los procedimientos. De alguna manera, se ha hecho creer a las madres que la persona que realiza la frenotomía no es responsable de asistir en la lactancia materna posterior. Incluso en mi práctica, después de haber tratado a las bebés, las madres no suelen pensar en hacer un seguimiento conmigo si hay algún problema. Acuden a un consultor de lactancia, que no estaba en la consulta y no tiene ni idea de lo que hice yo.

Lo triste es que a las madres les cuesta encontrar a alguien que las escuche y esté dispuesto a ayudar con la lactancia. Cuando lo encuentran, es aún más difícil saber en quién confiar. Si estás desesperada por dar el pecho, es fácil que se aprovechen de ti. Harás casi cualquier cosa por amamantar a tu bebé, y los profesionales lo saben. Se ha creado toda una industria en torno al fracaso de la lactancia. Cuando eres madre primeriza, estás a merced de profesionales que dan consejos categóricos y realizan procedimientos para problemas de los que no suelen saber nada. Es importante que hagas tus averiguaciones. Tú eres la mejor defensora de tu bebé.

Al elegir un profesional para realizar frenotomías, hay algunas cosas en las que debes pensar. Aunque no encuentres todas las respuestas, al menos deberías estar formulando estas preguntas:

1. ¿Qué tipo de ayuda ofrece el profesional después del procedimiento? ¿Está motivado para ayudar en la lactancia o motivado para cobrarte el procedimiento?

2. ¿Realiza procedimientos a todos los bebés que llegan? ¿Cómo decide quién es un buen candidato?
3. ¿Cuáles son sus tasas de éxito? ¿Cómo puede demostrártelo, aparte de lo que afirma? ¿Quién te lo ha recomendado? Y esta persona, ¿recibe una compensación por la recomendación?
4. ¿Cuál es su reputación en la comunidad? ¿Cómo lo describen en los grupos en línea?
5. ¿Cuánto hace que trabaja con madres lactantes? ¿Está especializado en lactancia materna?
6. ¿Qué tipo de formación específica ha realizado?
7. ¿Es médico o dentista?
8. ¿Qué formación quirúrgica ha recibido? ¿Sabe cómo manejar resultados adversos?
9. El médico, ¿es hombre o mujer? Si es hombre, ¿puede ayudar a que tu bebé se agarre al pecho para mamar? ¿Cómo sabrá que el procedimiento ha funcionado? Si el procedimiento no funciona, ¿cómo podrá evaluarlo?
10. Si el procedimiento no funciona, ¿qué otro tipo de ayuda puede ofrecer?

Si formulas estas preguntas y no te gustan las respuestas, está bien que pidas otras opiniones. También está bien directamente evitar procedimientos. Pero al menos podrás tomar una decisión con conocimiento de causa, para que no te lleven por un camino de promesas y engaños.

11

Armas de lactancia masiva: problemas con la producción de leche

Tu producción es tan individual como tú. Hablamos de suministro bajo, normal y excesivo como si hubiera tres categorías, pero en realidad el suministro es un espectro. Puedes encajar en cualquier parte. Algunas madres producen leche como un grifo mientras que otras apenas pueden exprimir unas gotas. Nadie sabe por qué unas producen más que otras.

Aunque la mayoría de las madres tienen una producción media, la triste pero honesta verdad es que no todas podrán producir suficiente leche para su bebé. Que te prometan lo contrario es anacrónico, condescendiente, y, simplemente, un error. Comprendo de dónde vienen esas promesas: de un deseo de apoyar a todas las mujeres en su experiencia de dar el pecho. Pero mereces algo más que recibir mimos y aliento. La negación no ayuda a nadie. Para algunas mujeres, el suministro bajo es una cuestión médica y anatómica, pero en la mayoría de los casos se debe a que algo salió mal entre las primeras cuatro y seis semanas.

Como ya hemos dicho, el volumen de leche que pueden producir tus pechos está regulado hormonalmente. También depende de la cantidad de tejido glandular en cada pecho y de la rapidez con que tus pechos producen leche. Ya hemos hablado de cómo la capacidad de tu bebé para transferir leche de tu pecho con un agarre profundo afecta tu suministro. Pero hay otras formas de manejar tu producción, bombeando y tomando suplementos, si tu bebé no es capaz de hacerlo. Y, como todo en la lactancia materna, el momento en que lo haces es fundamental.

En este capítulo examinaremos lo que significa un *suministro bajo* y un *suministro excesivo* y cómo tener un suministro en cualquiera de los extremos del espectro puede afectar tu capacidad de amamantar a tu bebé. Explicaré cómo saber si corres el riesgo de tener un suministro bajo y de qué modo ciertas condiciones médicas y tu anatomía pueden contribuir a ello. También analizaré el diagnóstico confuso de suministro excesivo, cómo afecta tu relación con la lactancia materna y te daré sugerencias para controlarlo. Hablaremos de los suplementos y medicamentos que alteran el suministro (incrementándolo o disminuyéndolo) y cómo el bombeo puede ayudar a ambos.

Suministro bajo

Un suministro bajo se define como una cantidad inferior a la que tu bebé necesita. Puede ser tan baja como entre 30 y 60 ml durante un día entero o tan alta como 770 ml al día. Aunque la cantidad de leche que produces durante el primer mes es muy variable, a partir de las cinco semanas deberías ser capaz de producir entre 830 y 950 ml al día de forma constante. Como tu leche está bajando, es difícil saber si, al final, serás capaz de producir suficiente leche. Pero, como he explicado en capítulos anteriores, puedes buscar indicios de que las cosas van por buen camino. Los pechos deben estar congestionados los primeros días. Deben gotear leche. Tu bebé debe parecer saciado después de darle el pecho de diez a quince minutos de cada lado cada dos o tres horas, y debes poder bombear al menos 90 ml de ambos pechos cada dos o tres horas al cabo de cinco semanas. Con toda esta leche, tu bebé debería ganar peso. Si esto no ocurre, es posible que tengas un suministro bajo.

Aunque la naturaleza de la oferta y demanda de tu suministro hace que sea difícil estar segura de si eres capaz de producir suficiente leche, la buena noticia es que es muy raro tener un suministro bajo por naturaleza. En otras palabras, la gran mayoría de las madres podrán producir suficiente leche siempre que las cosas vayan como deberían. Si amamantas con dolor, tu bebé no está vaciando tus pechos y no te extraes leche para compensarlo, puedes perder una producción que podría haber sido normal en las circunstancias adecuadas. Un suministro bajo también es hereditario, así que pregunta a tus parientes mujeres sobre su experiencia con la lactancia. Si tu bebé es prematuro, es posible que tus hormonas aún no estén funcionando a pleno rendimiento, por lo que tu producción aún puede aumentar.

Si tu bebé no gana peso con la lactancia o se muestra cada vez más inquieto al mamar, es importante que resuelvas si tiene un agarre poco profundo o simplemente tienes poca leche. Incluso pueden ser ambas cosas, porque van de la mano. No des por sentado que todo irá bien si tienes motivos para pensar lo contrario. La diferencia es que un agarre superficial suele ser doloroso, y después de diez o quince minutos podrás bombear más leche si tienes una producción normal. Si tienes un suministro bajo, no habrá leche que puedas bombear.

Un suministro bajo no significa que no puedas dar el pecho. Aunque no puedas producir un suministro completo, de todos modos puedes darle al bebé lo que produces. La lactancia no es todo o nada. Estos son algunos trastornos que causan un suministro bajo por naturaleza:

1. **Hipoplasia:** Hipoplasia o *insuficiencia de tejido glandular* (IGT, por sus siglas en inglés), significa, básicamente, que tienes muy poco tejido mamario. Aunque el bebé se agarre bien al pecho, nunca tendrás suficiente tejido productor de leche como para tener un suministro adecuado. Si tienes IGT, tus pechos son de distinto tamaño, están muy espaciados en el pecho, y tus areolas son grandes, a veces del mismo tamaño que los pechos. Algunas madres tienen estrías en los pechos, a pesar de que son pequeños. Con IGT, los pechos no crecen mucho durante el embarazo ni

se congestionan. Los estudios han demostrado que el 85 por ciento de las madres con IGT producen menos de la mitad de la cantidad de leche que necesita su bebé. Esto no significa que no puedas amamantar. Solo significa que debes tener expectativas realistas y estar aún más atenta en las primeras semanas.

2. **Cirugía mamaria:** La cirugía de las mamas puede ser estética (aumentar o reducir su tamaño) o médica (extirpación de tumores, cáncer de mama). Si tienes implantes, no producirás automáticamente menos leche, especialmente si el implante se colocó debajo de tu músculo pectoral. Pero si además tienes IGT subyacente, no tendrás, de todos modos, suficiente tejido glandular. Si te has operado para reducir el tamaño de los senos, obviamente tendrás menos tejido productor de leche, pero no debería haber una gran diferencia en tu suministro. Si todavía tienes buen flujo sanguíneo y sensibilidad, debería irte bien. Una incisión que parece una piruleta (alrededor del pezón y en línea recta, descendiendo por el centro de la parte inferior del pecho) significa que tu cirujano hizo un buen trabajo. Del mismo modo, si te extirparon un tumor, la cantidad de tejido mamario extirpado es importante. Incluso si te extirparon un seno entero, el otro pecho suele compensar la diferencia.

3. **Causas hormonales:** Tus hormonas son las que establecen y mantienen tu suministro de leche, por lo que cualquier cosa que afecte a tus hormonas puede reducir tu capacidad de producir leche. Las causas hormonales más comunes de una baja producción son las siguientes:
   a. síndrome del ovario poliquístico
   b. hipotiroidismo
   c. diabetes insulinodependiente: la falta de insulina provoca baja producción de leche
   d. trastornos alimentarios

4. **Obesidad:** La obesidad suele estar causada por los trastornos hormonales mencionados anteriormente. Por ello, si tu índice de masa corporal (IMC) es superior a 30, puede que te cueste más convertir el tejido mamario en tejido productor de leche. Tus niveles de prolactina también pueden ser más bajos en la primera semana, por lo que la lactancia materna será más difícil.

5. **Trauma y radiación:** Cualquier cosa que dañe los pechos puede dificultar la producción de leche.

Métodos de extracción en caso de suministro bajo

Que haya una razón médica para un suministro bajo no significa que tengas que renunciar a la lactancia. Lo mismo puede decirse de perder tu suministro porque no te diste cuenta de que las cosas no iban bien el primer mes o en el segundo. Dependiendo del tipo de experiencia que quieras tener, aún puedes darle leche materna a tu bebé. La buena noticia es que, debido a que hay tantas variables en la producción de leche, puedes bombear de cierta manera para aumentar, o al menos maximizar, su producción. Aquí tienes algunos puntos que debes tener en cuenta:

Es mejor una mayor fuerza de succión que una succión promedio.

Una característica de los sacaleches modernos son los diferentes patrones de succión. Empiezan con una succión más veloz y suave, y luego cambian a un ritmo más lento y profundo después de los primeros 30 segundos. Se supone que este patrón simula la boca del bebé. Entibiar los embudos de succión también aumenta la cantidad de leche que sale en los primeros cinco minutos de extracción. Asimismo, puedes utilizar una compresa tibia y la estimulación manual para facilitar la bajada de la leche. La mejor manera de extraer la mayor cantidad de leche posible es con la mayor fuerza de succión que puedas tolerar cómodamente.[1]

El modo de extracción —de diez a quince minutos con vaciado completo y suficiente tiempo entre extracciones para que los pechos vuelvan a llenarse— influye en la cantidad total de leche.[2]

Existe un gran debate acerca de cuánto tiempo debe bombearse la leche cuando se trata de maximizar la producción. Algunas madres me han dicho que les dijeron que bombearan durante una hora seguida, diez veces al día. Valoro la dedicación, pero no es la succión lo que estimula la producción de leche. Es la extracción de leche. Si no hay leche que extraer, ¿qué sentido tiene? Si recuerdas los números que he mencionado, casi la mitad de la leche en tus pechos se elimina durante tu primera bajada. Aunque produzcas leche rápidamente, aún tienes que darle tiempo a tus pechos para volver a llenarse. Para la mayoría de las madres, y especialmente si tienes un suministro bajo, la mayor parte de tu leche será extraída tras los primeros ocho o diez minutos.

Por el contrario, si estás intentando aumentar el suministro, no puedes limitarte a extraerte leche cada pocas horas. Si esperas períodos más largos, como de cuatro a seis horas, tu suministro continuará bajando. No se puede bombear durante unos pocos minutos un par de veces al día y esperar mantener o aumentar la producción. Tienes que vaciar completamente los pechos cada vez.

Lo ideal es que, si tu producción es baja, utilices a tu bebé y al sacaleches para maximizar tu producción. Un ejemplo de un régimen de lactancia es amamantar de cinco a diez minutos de cada lado y, a continuación, extraer leche durante diez minutos (de cada lado o simultáneamente) y repetir la operación dos horas más tarde. Serían unas diez sesiones al día. Puedes probar a hacer más o menos sesiones y ver qué te funciona mejor. Algunas madres tienen poca capacidad de almacenamiento, pero producen leche rápidamente, por lo que pueden bombear más a menudo y acabar teniendo una cantidad total mayor de leche para el día. Encuentra tu punto óptimo llevando un registro de la cantidad que obtienes cada vez que bombeas leche. También puedes trabajar con un consultor de lactancia, algunos de los cuales se especializan en el bombeo de leche. Escuchar música tranquila, mirar una foto de tu bebé o tomarlo en brazos también ayuda a que baje la leche.

Extraerse leche de ambos pechos es más rápido y no perjudica la producción.

Un grupo de investigadores de la Universidad de Australia Occidental estudió la dinámica de bombeo en mujeres con un suministro normal. Demostraron que bombear leche de ambos pechos al mismo tiempo estimulaba más bajadas de leche, por lo que todo el proceso era más rápido.[3] Pero seguía extrayendo el mismo porcentaje de leche que la extracción de un pecho a la vez. Actualmente, la mayoría de los sacaleches eléctricos bombean ambos pechos simultáneamente.

Cuando intentes amamantar, considera la posibilidad de utilizar un sistema de lactancia complementario para completar tu suministro escaso.

Consulta el capítulo 13 para obtener más información.

Decidas lo que decidas, jamás debes priorizar tu rutina de bombeo de leche/ lactancia sobre el vínculo con tu bebé.

Si todo esto te parece demasiado trabajo para los pocos mililitros de leche que produces al día, quizá sea mejor dedicar ese tiempo a otras actividades. Sí, la leche materna es increíble, pero generaciones enteras de personas han sobrevivido sin ella. Haz lo que sea mejor para *ambos*, tu bebé y tú.

Medicamentos para aumentar la producción

Los fármacos para aumentar la producción son controvertidos. En el pasado, les han dado de todo a las madres para tratar de aumentar la prolactina, desde antipsicóticos hasta hormonas. Además del evidente temor a los efectos secundarios para el bebé, estos tratamientos tampoco eran tan beneficiosos para las madres. Había esperanza en el espray nasal de oxitocina, pero no funcionó bien. Se han probado otras hormonas, pero acabaron siendo fracasos costosos.

Aunque la idea de administrar fármacos para aumentar el suministro puede parecer sospechosa, hay un medicamento que ha sido ampliamente utilizado en todo el mundo. Se llama domperidona. Originalmente formulado para calmar el malestar estomacal y prevenir náuseas y vómitos, el aspecto prolactancia era un efecto secundario. La domperidona bloquea la dopamina, lo cual, casualmente, eleva los niveles de prolactina.[4] Estoy segura de que eso no entusiasmó a las personas que lo tomaban para sus problemas intestinales, pero también resultó peligroso por otros motivos. Cuando se administraba por vía intravenosa a pacientes de cáncer mayores y muy enfermos, causaba arritmias cardíacas mortales.[5, 6] En ratones de investigación, también causaba tumores de mama cuando se administraba durante largos periodos de tiempo.[7] Un medicamento llamado Reglan es similar a la domperidona, pero menos eficaz para aumentar la producción de leche. También tiene una mayor probabilidad de causar efectos secundarios.

A pesar de estos problemas, Health Canada aprobó la domperidona hace más de 20 años. Se vendía sin receta en Reino Unido hasta 2014, cuando el Comité Europeo de Medicamentos determinó que causaba un pequeño aumento del riesgo de efectos secundarios en personas mayores de 60 años con problemas cardíacos que tomaban dosis superiores a 30 mg al día. En Estados Unidos el uso de la domperidona es limitado. La Administración de Alimentos y Medicamentos (FDA, por sus siglas en inglés) emitió una advertencia en 2004, por lo que desde entonces resulta imposible conseguirla en farmacias habituales. Todavía estaba disponible en las farmacias de compuestos hasta 2014, cuando la FDA también fue tras ella. Aunque es legal que un médico estadounidense lo recete, es difícil encontrar una farmacia local que lo venda. La mayoría de las madres lo obtienen en Canadá, siempre que sea para uso personal, esté acompañado de una receta médica y una carta de necesidad, y sea solo para un suministro de tres meses.

Lo sorprendente de la polémica sobre la domperidona es que nunca ha causado problemas a las madres lactantes. El doctor Jack Newman, pediatra canadiense, es un gran defensor del fármaco, y lo ha estado prescribiendo desde 1985. Si se lo da a las madres que no tienen antecedentes de problemas cardíacos, se ha demostrado (por lo menos, anecdóticamente) que es bastante seguro. Sin embargo, por razones éticas, no se han realizado estudios que demuestren su seguridad. Por desgracia, al ser el único fármaco conocido que aumenta la producción de leche, nos deja en el limbo.

Puedes utilizar diferentes regímenes de dosificación en función de tu situación. Jamás debes tomar domperidona si padeces una arritmia cardíaca. Si tienes algún antecedente de enfermedad cardiaca, debes consultar a un médico. La dosis inicial suele ser de 10 mg tres veces al día y va aumentando a partir de ahí. Lo mejor es empezar a tomarla durante el primer mes de lactancia, porque es cuando la prolactina tiene mayor impacto. Deberías notar un aumento de la producción entre los primeros tres y siete días, con un pico alrededor de las semanas dos a cuatro. Se recomienda un tratamiento de seis semanas, pero algunas madres necesitan prolongarlo para mantener la producción. Los resultados son variables y no funciona para todo el mundo, así que habla con tu médico antes de tomar domperidona.

Suplementos para aumentar la producción

Como he dicho anteriormente, las madres somos ingeniosas. Solo porque nadie en el ámbito médico haya descubierto una manera de aumentar el suministro de forma segura no significa que las mamás se den por vencidas. Hay compendios enteros de hierbas ayurvédicas para aumentar la lactancia. También existen alimentos y suplementos llamados *galactagogos* que promueven la producción de leche. Muchos se descubrieron porque ayudan a los animales, como las vacas y las cabras, a producir más leche. No es broma. Dado que los suplementos no son técnicamente medicamentos, la FDA puede emitir perfiles de seguridad, pero no los regula.

Independientemente de la causa de tu suministro bajo, los galactagogos pueden ser útiles, pero solo si vacías completamente tus pechos, y de manera regular, mientras los tomas. Si no lo haces, puedes sufrir congestión, conductos obstruidos y mastitis, o, directamente, no notar cambio alguno. En algunas culturas, las madres empiezan a tomarlos inmediatamente después del parto de todos modos. Hay pocos estudios que demuestren sus beneficios.[8] Tampoco hay dosis «probadas», por lo que la dosis recomendada es una especie de conjetura. Aunque sean de venta libre, aún tienes que asegurarte, de todos modos, de que son seguros para ti. Algunos tienen efectos secundarios. Además, ten en cuenta que muchos tés o preparados de venta libre suelen tener una combinación de diferentes suplementos. Lee las etiquetas y consulta antes con tu médico.

1. **Fenogreco:** Esta hierba con semillas sabe a jarabe de arce. Se le atribuyen muchos beneficios, tales como remedio para problemas digestivos, menstruación dolorosa, síndrome de ovario poliquístico (SOP) y problemas renales. Se presenta en forma de té o suplementos. En estudios recientes se ha demostrado que puede aumentar significativamente la producción de leche, pero nadie saber por qué.[9] Lo más probable es que actúe como un estrógeno de origen vegetal. El fenogreco no es seguro si tienes problemas de tiroides de cualquier tipo o si estás tomando anticoagulantes. Los efectos secundarios más comunes son malestar estomacal y orina con olor a arce.

2. **Galega (ruda de cabra):** Utilizada desde hace siglos para aumentar la leche materna y ayudar en la diabetes, para madres con Insuficiencia de Tejido Glandular (IGT) y síndrome de ovario poliquístico (SOP), nadie sabe cómo funciona. Dado que puede reducir los niveles de azúcar en sangre, ten cuidado con la hipoglucemia y no lo tomes si eres diabética.

3. **Silimarina (cardo mariano):** La sustancia activa en el cardo mariano, la silimarina, se usa mayormente para ayudar al hígado, pero también puede estimular los receptores de estrógenos. Se suele

considerar segura siempre que se tome la dosis recomendada. Los efectos secundarios, como las náuseas, la diarrea, la distensión y la comezón, son poco comunes.

4. ***Shatavari* (espárrago silvestre):** Se ha utilizado en la India durante siglos para controlar afecciones reproductivas de la mujer, como el SOP, así como la depresión y la ansiedad. Está incluido en la farmacopea ayurvédica oficial para normalizar la lactancia. Tiene muy pocos efectos secundarios, pero algunas personas son alérgicas a él.

5. ***Torbangun* o *coleus amboinicus lour* («menta mexicana»):** Esta hierba se ha utilizado durante cientos de años en Indonesia para promover la producción de leche. Varios estudios han demostrado sus beneficios sin efectos secundarios. También se utiliza para la tos, la bronquitis y la diarrea.

6. **Avena:** Aunque no hay ningún inconveniente en consumir avena, ninguna investigación ha demostrado que aumenta la producción de leche. Además, nadie conoce el mecanismo de cómo funciona ni si la avena cortada es mejor que los copos de avena. Muchas «galletas de lactancia» están hechas de avena.

7. **Cerveza:** Utilizada durante siglos para aumentar la leche materna en cantidades moderadas, la sorpresa es que no es por el alcohol. Es la cebada la que estimula la prolactina. Las cervezas sin alcohol que solo tienen cebada son igual de buenas.

Suministro excesivo

El suministro excesivo se define como una subida de leche más rápida de lo habitual, un aumento del flujo, un gran volumen de leche o una combinación de las tres situaciones. El suministro excesivo puede parecer un problema menor, especialmente para las madres que se las ven con un suministro bajo, pero, en realidad, presenta aspectos positivos y negativos. Nadie sabe por qué algunas madres producen más leche que otras, pero podemos hacer algunas conjeturas. La causa fundamental es, probablemente, hormonal, como tener demasiada prolactina que convierte el tejido mamario en alvéolos productores de leche. También se puede aumentar un suministro ya abundante bombeando leche con más frecuencia. Algunas madres producen un suministro inagotable de leche hagan lo que hagan. Mi conjetura es que carecen de FIL (factor inhibidor de la lactancia), por lo que sus pechos no tienen nada que impida una producción continua, pero nadie lo ha probado. Si pudiéramos averiguar por qué algunas madres producen tanta leche, tal vez podríamos ayudar mejor a las que producen poca. Por ahora, es solo una idea para investigar en el futuro.

El término *suministro excesivo* puede ser engañoso, porque asume que tener mucha leche es un problema. En realidad, depende de la situación. Si eres una madre que tiene una gran producción y tu bebé se agarra bien al pecho, es posible que no tengas problemas. Por el contrario, si tu bebé se agarra poco y no puede gestionar tanta leche, puede que te cataloguen como una madre con un suministro excesivo, cuando, en realidad, el problema sea la anatomía de tu bebé. Antes de asumir que eres tú, comprueba la apertura y el agarre de tu bebé. Si corriges su apertura, tu «suministro excesivo» puede convertirse en algo bueno. Para entenderlo, veamos con más detalle lo que sucede.

Un suministro abundante es algo obvio. Gotearás leche entre tomas, tendrás congestión frecuente y obstrucción de conductos, y te sentirás demasiado llena la mayor parte del tiempo. Puede que a tu bebé le cueste beber del grifo en que se ha convertido tu flujo, que tosa y se atragante para poder seguir el ritmo. Cuando tienes mucha leche, la leche inicial azucarada sube a la superficie, así que el bebé la toma primero. Si lo recuerdas, la parte grasa de tu leche es lo que hace que se sienta lleno y se duerma. Por eso, si solo toma leche azucarada, querrá comer todo el tiempo y engordará mucho rápidamente. También puede hacer heces verdes y explosivas, y tener cólicos y gases.

Los problemas de agarre del bebé suelen pasar desapercibidos si tienes un suministro excesivo. Si te duelen los pezones y tu bebé tarda mucho en mamar, puede parecer que todo va bien porque está ganando peso. Pero si solo te fijas en el aumento de peso como parámetro de una lactancia normal, puedes perder la oportunidad de detectar que algo no va bien y tener problemas más adelante. Las madres con un suministro abundante suelen sufrir más porque nadie presta atención a sus síntomas. Esto no solo es malo para ti. También significa que a tu bebé le cuesta agarrarse a tu pecho.

El hecho de que produzcas mucha leche al principio no significa que puedas seguir haciéndolo si tu bebé no está bien agarrado. Una gran producción puede enmascarar los problemas de agarre que tenga al comienzo. Luego, entre las seis y las diez semanas, las cosas pueden cambiar. Tu bebé se pondrá inquieto cuando está mamando, y tu suministro puede disminuir repentinamente. Esto ocurre porque, después de ese tiempo, lo que más regula el suministro es el Factor Inhibidor de la Lactancia (FIL). Si tus pechos no se han vaciado con regularidad, cada vez que amamantas se llenan menos. Con el tiempo, tu producción baja. Es más difícil recuperar el suministro una vez que baja, así que no ignores los síntomas de un agarre poco profundo solo porque tu bebé esté ganando peso. No amamantes a pesar del dolor.

Vaciado para gestionar el suministro excesivo

Si tienes un suministro enorme, conseguir las fluctuaciones adecuadas puede ser un reto. Por un lado, hay que vaciar los pechos a menudo para evitar la congestión. Pero, si vacías los pechos con demasiada frecuencia, puedes aumentar una producción que ya es abundante. La clave está en ser creativa con el momento en que bombeas y te vacías los pechos. Es útil trabajar con un consultor de lactancia para afrontar un suministro excesivo de leche. Si no puedes permitirte uno o no tienes acceso a ninguno, prueba con estas recomendaciones:

1. Vacía completamente ambos pechos bombeando ambos lados de modo simultáneo durante quince minutos a primera hora de la mañana.
2. Una hora más tarde, haz *lactancia en bloque*, es decir, amamanta de un pecho durante quince minutos, espera de dos a tres horas y, a continuación, amamanta del otro lado quince minutos. Luego espera dos horas, vuelve al primer pecho, y así sucesivamente.
3. Si estás demasiado llena a mitad del día, realiza otro bombeo con la máquina en ambos lados.
4. Guarda la leche sobrante en el refrigerador o el congelador, o considera la posibilidad de donarla a un banco de leche local.

Otras opciones:

- Bombea para extraer la subida de leche inicial durante cinco minutos antes de dar el pecho.
- Utiliza la posición reclinada para que tu bebé pueda mamar contra la gravedad (páginas 127).
- Después de que el bebé mame, utiliza un sacaleches manual o eléctrico para vaciar los conductos obstruidos.

Medicamentos y fármacos que afectan al suministro

Los medicamentos u otros fármacos pueden afectar la producción de leche en ambos sentidos. Algunos de estos medicamentos son necesarios por motivos de salud, pero la mayoría son opcionales. Si deseas seguir con la lactancia, debes evitar los que bloquean la producción de leche para que no perjudiquen tu suministro. Los suplementos que ya he mencionado pueden ayudar a recuperar la producción si tomas por error algo que la perjudica. Si tienes demasiada leche o quieres dejar de amamantar, también existen medicamentos para regularlo.

- ***El alcohol:*** Un poco de alcohol está bien. Pero si bebes mucho alcohol e intentas amamantar, no solo emborracharás a tu bebé, sino que también impedirás que tu cerebro libere oxitocina.
- ***Descongestionantes que contienen pseudoefedrina:*** La pseudoefedrina se encuentra en todo tipo de descongestionantes de venta libre. Cuando quieras comprar un medicamento para el resfriado, consulta las etiquetas. Si se combina con antihistamínicos, su efecto puede ser incluso peor. Una sola dosis puede causar una caída inmediata de tu producción al disminuir la prolactina en sangre. Si sigues tomándola, puedes perder tu producción por completo, y es difícil recuperarla. Las madres que intentan reducir su producción suelen probar la pseudoefedrina, pero es difícil saber cuánto afectará tu producción una dosis determinada. Te sugiero que consultes a un ginecólogo o un consultor de lactancia antes de intentarlo por tu cuenta.
- ***Anticonceptivos:*** Aunque se supone que la lactancia es un anticonceptivo natural, algunas madres quieren seguridad adicional. El estrógeno, una hormona que se emplea como anticonceptivo, impide que el cerebro libere prolactina. Puede afectar tu suministro, sobre todo si la tomas al principio de amamantar. Los DIU de cobre sin hormonas son otra opción.
- ***Nicotina:*** Tanto si fumas como si usas un parche, la nicotina reduce la prolactina. Tampoco es segura para tu bebé, ya que puede dañar su corazón y sus pulmones. Evítala a toda costa.
- ***Hierbas:*** Se cree que la salvia, el jazmín, la menta y el perejil en grandes cantidades disminuyen el suministro. Puedes emplearlas para regular tu suministro si produces demasiada leche, pero debes evitarlas si tienes problemas de producción. A veces están ocultas en alimentos preparados, así que ¡revisa las etiquetas!
- ***Bromocriptina y ergotamina:*** Estos medicamentos, utilizados para las migrañas, reducen la prolactina de ocho a doce horas con cada dosis. En el pasado se utilizaban para detener la lactancia en madres que no querían amamantar, pero ahora están prohibidos porque también pueden dañar el corazón.[10]

- ***Metergina:*** Este fármaco se utiliza para acortar el parto y reducir la pérdida de sangre, por lo que es posible que no sepas si te lo han administrado. Si la leche no baja enseguida, pregunta si te dieron este medicamento, ya que disminuye la producción. Tampoco es seguro para el bebé durante las primeras doce horas, por lo que debes extraer la leche y descartarla.
- ***Diuréticos:*** Medicamentos como Lasix y la hidroclorotiazida se utilizan para la presión arterial alta y problemas del corazón que causan una acumulación de sangre en el cuerpo. Si te administran estos fármacos, es probable que exista una buena razón médica y posiblemente no puedas dejar de tomarlos. Pero ten en cuenta que las dosis altas también pueden disminuir tu suministro.
- ***Antidepresivos:*** Los antidepresivos comunes, como Prozac, Zoloft y Lexapro, son inhibidores selectivos de la recaptación de serotonina (ISRS). Impiden que el cerebro reabsorba la serotonina y produzca más cantidad. También pueden retrasar tu capacidad para establecer un suministro en los primeros días. Si necesitas volver a estar medicada por tu salud mental, existe la opción de amamantar o extraer leche solo durante unas semanas.

12

Frenesí de lactancia: lo que la lactancia anormal te está diciendo

Cuando te conviertes en madre por primera vez, tienes que aprender un idioma nuevo. En lugar de palabras, tu bebé utiliza su llanto para decirte lo que necesita. También tiene comportamientos basados en reflejos y otros que aprende cuando no obtiene lo que necesita con esos reflejos. La personalidad también entra en juego. Aunque tengas otros hijos, no siempre puedes basarte en experiencias pasadas para interpretar a tu bebé recién nacida. No te queda más remedio que responder a lo que crees que necesita, y descubrir si estabas en lo cierto o no solo después del hecho.

¿Cómo entender los llantos y las señales de tu bebé? Puedes intentar escucharla y averiguar lo que quiere decir en base a la prueba y el error. O puedes leer el manual personalizado que viene con tu placenta. Es una broma, claro, pero ¿no sería genial? Nunca es tan fácil. Como muchas cosas en la vida, el examen es anterior a la lección. Comprender a tu bebé requiere tiempo y paciencia. Pero hay algunos comportamientos generales que te indican que algo va mal. Lamentablemente, como estos comportamientos son tan comunes, muchos de ellos se han incorporado a lo que se considera normal cuando en realidad son un grito literal de ayuda. Estos problemas pueden ser complejos, con más de una causa. Hay que analizarlos y comprenderlos, no normalizarlos.

En este capítulo, voy a explicar estos patrones de comportamiento para ayudar a acelerar tu curva de aprendizaje. Mucha de esta información se trató en capítulos anteriores, pero aquí estoy poniéndola en contexto para que puedas tenerla toda en un solo lugar. No todos los problemas son solucionables, pero es mejor entender lo que te está pasando para abordar el problema real y dejar de culparte a ti misma. Con estos conocimientos, hablarás el lenguaje de las bebés en un abrir y cerrar de ojos.

Pañales secos

Si tu bebé no moja suficientes pañales, significa que no está tomando suficiente leche. La pregunta es ¿por qué? Si estás amamantando exclusivamente, tienes que averiguar si se trata de tu suministro, de su incapacidad para transferir tu leche o de ambas cosas.

El número previsto de pañales mojados por edad es el siguiente:

- ***Día 1:*** primer pañal mojado a las 12 o 24 horas.
- ***Día 2:*** dos pañales mojados al día.
- ***Día 3 a 5:*** de tres a cinco pañales mojados al día.
- ***A partir del día 6 en adelante:*** de seis a ocho pañales mojados al día.

Si tu bebé tiene menos de un mes, calcular tu suministro puede ser un objetivo variable, tal como comentamos en el capítulo 11. En la primera semana, es habitual que pierda peso y tenga los pañales secos mientras tu producción pasa del calostro a la leche de transición. Pero tu suministro también puede ser bajo por naturaleza (lo que significa que no puedes producir mucha leche, hagas lo que hagas). Si ese es el caso, no tendrás congestión ni goteo, tus pechos pueden parecer más pequeños y muy espaciados e, incluso cuando bombees leche, no obtendrás mucha cantidad. Aunque es poco frecuente, es bastante obvio desde el principio si tienes un suministro bajo por naturaleza. Mientras lo descubres, es una buena idea complementar enseguida con leche de fórmula o leche de donante. Si tu bebé está perdiendo demasiado peso, debes alimentarla mientras resuelves el problema.

Si los primeros indicadores dan cuenta de una buena producción que luego disminuye, significa que tu bebé no está transfiriendo tu leche fuera del pecho. Registra si sientes dolor al mamar. Comprueba si ella tiene una apertura limitada y un agarre superficial. Fíjate si hay un frenillo lingual corto que sea evidente. Comprueba si su paladar es alto y arqueado y si su mentón está retraído. Busca ampollas en el labio superior. Si tiene problemas de transferencia, plantéate una intervención o simplemente bombea leche y dale el biberón para mantener la producción.

Las bebés que tienen problemas para transferir la leche del biberón son un caso especial. Consulta la sección sobre alimentación prolongada (página 204) para más detalles.

Pérdida de peso o aumento lento

Es normal que la bebé pierda entre el siete y el diez por ciento de su peso al nacer durante la primera semana, pero debe recuperarlo dentro de las dos primeras semanas. Después de la primera semana, debe aumentar de peso de la siguiente manera:

- De 19 a 28 g al día,
- De 112 a 200 g a la semana,
- 0,9 kg al mes.

Aunque tu bebé no esté ganando el peso esperado, hay un amplio rango dentro de lo normal. Por eso existe una curva de crecimiento. Si está en esa curva pero no va en la dirección correcta, no sucumbas a la ilusión. Es cierto, la curva de crecimiento es un rango, pero no basta con estar dentro de la curva. Si tu bebé comienza en el rango superior y cae a un rango inferior, algo va mal. Presta también atención a sus patrones de subida o bajada de peso. Si empieza con poco peso y se dispara, podría estar lidiando con un gran suministro con o sin un agarre superficial.

Las causas de pérdida de peso o aumento lento son similares a las causas de los pañales secos. Si no aumenta de peso, es porque tienes un suministro bajo, no está transfiriendo leche o una combinación de ambas. Si descubres que el problema es el suministro, puedes ajustar tu horario para amamantar y bombear y empezar a tomar suplementos. Pero si tu producción es baja por naturaleza, tendrás que complementarla para compensar la diferencia. Esto no significa que tengas que dejar de dar el pecho.

A veces, la pérdida de peso o el aumento lento se deben a cómo transfiere leche la bebé. Además del frenillo lingual corto y un agarre superficial, pide a tu médico o consultor de lactancia que compruebe si su tono muscular es bajo. Puedes notar la diferencia porque un tono muscular bajo no causa dolor, pero la lactancia y los otros suelen provocarlo. A veces las bebés no ganan peso porque no se despiertan para mamar o porque son prematuras, entre otras posibilidades. Otras quieren comer todo el tiempo y nunca parecen satisfechas. Para dilucidar la causa y el efecto, debes observar el comportamiento de tu bebé en su conjunto.

Lactancia prolongada y quedarse dormida al pecho

Después de la primera semana, tu bebé debería mamar entre diez y quince minutos de cada pecho para obtener suficiente leche, una cantidad que la induzca a dormir durante dos o tres horas. Se trata de una regla general y que debe entenderse principalmente como referencia. Aunque permitir que sea la bebé quien guíe la lactancia es la tendencia popular y suele ser el objetivo, no siempre puedes seguir sus necesidades, sobre todo si se duerme o quiere mamar todo el tiempo. Puede parecer que si le permites mamar durante una hora, obtendrá más leche, pero no necesariamente es así. Si está mamando con eficiencia, no debería tardar tanto. Las sesiones de lactancia largas significan que se está esforzando demasiado. También significan que tus pechos no se vacían lo suficientemente rápido y por completo, por lo que podrías terminar perdiendo tu suministro si además no te extraes leche. No des por sentado que tu bebé se está alimentando para sentirse reconfortada si mama durante 50 minutos, se duerme y se despierta llorando cuando intentas quitarle el pecho. Aunque está bien amamantarla hasta que se duerma en tu pecho, las sesiones de lactancia largas en las que no transfiere leche no son buenas. Puedes vincularte de otras maneras con ella. Tenerla dormida sobre el pecho puede ser reconfortante, pero si está completamente dormida por el cansancio, no es lactancia.

Si tu bebé es prematura, es habitual que duerma mucho porque sus reflejos aún no se han «despertado». Es posible que tengas que bombear tus pechos y darle un complemento de biberón los primeros días o semanas hasta que su reflejo de apertura se active. A veces, las bebés nacidas a término también tienen sueño. Factores como el método de parto, la compresión de la parte superior de la columna por un parto vaginal prolongado, que haya estado sentada en una posición fija durante la mayor parte del embarazo, o los traumas del parto pueden debilitar sus reflejos de buscar el pecho, abrir la boca y succionar. Si estás tomando analgésicos opiáceos, estos pueden transmitirse a través de la leche materna. Aunque tus médicos te aseguren que no pasa nada, el fármaco adormecerá a tu bebé.

El tono muscular bajo es muy poco común, y no es lo mismo que los reflejos debilitados. Si tu bebé lo tiene, no será capaz de generar suficiente control muscular para abrir la boca y agarrarse al pecho. Puede que incluso le cueste tomar el biberón. Comprueba su fuerza de succión haciéndole chupar tu dedo. Debe ser capaz de formar un sello a su alrededor que se sienta apretado y firme. Cuando saques el dedo, deberías sentir como si estuvieras rompiendo un sello. Puede que incluso oigas un chasquido. Una bebé con tono muscular bajo moverá la lengua de forma aleatoria sobre el pecho y el biberón. Tampoco causará dolor cuando amamante. Por lo general, llegan a superar el tono bajo, pero pueden necesitar ayuda para alimentarse hasta que lo hagan. Consulta a tu pediatra para estar segura.

Lamentablemente, a veces las bebés pueden tener un retraso neurológico que se hace evidente porque tienen problemas para alimentarse o mamar. Estas bebés no pueden coordinar los movimientos de succión y deglución. No pueden sellar el biberón o el pecho, y puede que ni siquiera den muestras de hambre. Todo el proceso de alimentarla es difícil, sin importar cómo lo hagas. Son casos muy raros y se debe consultar a un especialista en alimentación.

Antes de que decidas si tu bebé tiene bajo tono muscular, tócale el paladar. Si lo notas alto y arqueado o ahuecado —puedes encajar la punta del dedo en él—, podría ser el culpable. A veces, las bebés que no consiguen coordinar su agarre simplemente tienen el paladar alto. Recuerda que el reflejo de succión se estimula presionando su paladar. Si la tetina del biberón o tu pecho no llegan tan arriba, no succionará. Esto puede hacer que parezca que tiene poco tono muscular. Problemas similares pueden ocurrir con el frenillo lingual corto o el *paladar hendido*, cuando el paladar no se cierra del todo. En ambos casos, su lengua no puede llegar lo suficientemente alto para comprimirse contra el paladar.

Que tu bebé se duerma junto al pecho y se despierte para tomar el biberón puede deberse a un bajo suministro, una cuestión de transferencia o ambas. La razón por la que tu bebé se duerme es nuestra amiga la colecistoquinina. Recuerda que la colecistoquinina se libera de dos maneras. Apenas tu bebé se prende, hay una pequeña descarga de colecistoquinina para que se calme y así pueda comer. Si obtiene leche, la colecistoquinina desaparecerá y la bebé permanecerá despierta para seguir mamando hasta que la grasa de tu leche llegue a su intestino delgado. Cuando la grasa llena su barriga, se libera otra descarga mayor de colecistoquinina, y provoca el sueño durante dos o tres horas. Si tu bebé mama y no obtiene leche, se seguirán liberando pequeñas descargas de colecistoquinina y ella seguirá durmiéndose al pecho. Pero cuando desaparezca cada pequeña descarga, se despertará con hambre. La colecistoquinina hace que se duerma para protegerla de gastar energía cuando no está recibiendo suficiente alimento.

Alimentación en racimo

La alimentación en racimo es cuando la bebé quiere mamar constantemente en «racimos» de tiempo. Es más frecuente en las primeras semanas, normalmente a última hora de la tarde o a primera hora de la noche. Ocurre con tanta frecuencia que se ha normalizado como algo que las madres deben esperar. La creencia arraigada es que las bebés maman las 24 horas del día porque están pasando por un brote de crecimiento. Aunque existen brotes de crecimiento, las causas de la alimentación en racimo son otras. En esencia, la alimentación en racimo significa que tu bebé necesita más leche de la que recibe. Es cierto que las bebés no siempre maman con el ritmo que esperamos. Pero hay una diferencia entre una que quiere mamar con frecuencia durante unos días porque está creciendo y una que quiere mamar todo el tiempo porque no está tomando suficiente leche. Para diferenciar entre las dos, observa la visión de conjunto. La mayoría de las veces que se alimenta en racimo suelen deberse a la segunda causa.

Un patrón común de la alimentación en racimo anormal es una bebé que mama con sueño durante el día, se queda dormida al pecho, y de repente se despierta por la tarde o a primera hora de la noche y se pone a mamar, a veces durante horas. Algunas bebés duermen todo el día y maman toda la noche. Si esto ocurre durante unos días, está bien. Pero si este es tu patrón de amamantamiento habitual o sucede durante semanas, hay un problema de transferencia de leche, de suministro o de ambos. Por lo general, sientes dolor cuando tu bebé tiene un agarre poco profundo y, a menos que tengas un exceso de leche, no ganará peso como debe. Evalúate a ti misma para ver si el problema es solo tu suministro bajo de leche. Seguir alimentando en racimo y con dolor durante semanas también reducirá un suministro por lo demás bueno, así que tenlo en cuenta.

Otra situación de alimentación en racimo se produce cuando una bebé tiene dificultades con un suministro abundante. Este caso es un poco diferente de los demás, porque quiere mamar todo el tiempo pero gana mucho peso muy rápidamente. Si solo les importa el aumento de peso, los pediatras malinterpretarán esta circunstancia como algo favorable. Pero la alimentación en racimo no es buena ni para ti ni para tu bebé. Si tienes un gran suministro, la leche inicial azucarada flota en la superficie, y tu bebé la toma primero. Puede llenarse por la mera cantidad de leche azucarada antes de siquiera llegar a la leche final alta en grasa. Esto hará que se duerma un rato y luego se despierte con hambre, porque, sin la leche grasa, no habrá habido una gran oleada de colecistoquinina que la haga dormir durante unas horas. Comerá y comerá porque tu grasa láctea no regulará sus señales de hambre. Será como si estuviera siguiendo una dieta alta en carbohidratos, siempre persiguiendo el próximo subidón de azúcar. Para remediar esto, prueba los horarios de bombeo recomendados en el capítulo 11, vaciando parte de la leche inicial antes de que mame.

Atragantarse durante la lactancia

Si a tu bebé le cuesta gestionar la leche de tu pecho, suele ser por un flujo o volumen elevado debido a un suministro abundante de leche. En la mayoría de los casos, la bebé regulará la producción de leche a lo largo de las primeras semanas. Puedes ayudarla con los horarios de bombeo mencionados en el capítulo 11.

Atragantarse con una gran cantidad de leche no significa necesariamente que la culpa sea de tu suministro. Las bebés pueden tener dificultades con un suministro abundante y ser incapaces de regularlo si tienen un agarre superficial. Si tu bebé no puede desencajar la mandíbula para abrirla y formar un sello, se le escapará la leche, toserá y se atragantará. Si puede abrir la boca con normalidad, tarde o temprano podrá controlar el flujo. Para ello, apretará el pezón en la parte posterior de su garganta, protegiéndose de quedar ahogada por la leche. Comprueba si tu bebé tiene un agarre poco profundo y el paladar alto antes de suponer que el problema se debe únicamente a la gran cantidad de leche.

Chasquidos en el pecho

Cuando la bebé no puede agarrarse bien al pecho, también le suele costar mover la lengua con normalidad. Esto puede deberse a un frenillo lingual corto o a que la mandíbula retraída le retiene la lengua. El movimiento normal de la lengua consiste en levantarla para comprimir el pecho contra el paladar, luego llevarla hacia atrás para extraer leche del pezón y después hacia abajo para tragar. Sin esa capacidad, tu bebé puede, en cambio, aprender a mover la lengua *hacia delante*. Este movimiento hacia delante produce un chasquido. El chasquido siempre significa que no está bien agarrada. Puedes intentar cambiarla de posición, pero, si no puede abrir mucho la boca, no podrá agarrarse profundamente sin una intervención.

Los chasquidos también van de la mano de los gases y los cólicos, porque tienen la misma causa. Si sometes a tu bebé a una intervención, los chasquidos no cesarán automáticamente. Pueden continuar a menos que la aprietes contra el pecho con su nuevo agarre, y evites que lo haga. Con el tiempo, cuando aprenda este agarre más profundo, dejará de hacer el chasquido.

Rechazo del pecho y confusión del pezón

La bebé puede rechazar el pecho de muchas maneras. A mí me gusta dividir el rechazo del pecho en tres categorías, con la primera y la última en cada extremo de la escala.

- ***La bebé distante:*** Se duerme con solo olerte cada vez que se acerca a tu pecho.
- ***La bebé frenética:*** Se agarra al pecho como si su vida dependiera de ello, succiona durante un minuto o dos, luego llora y va y vuelve.
- ***La bebé enfadada:*** Antes le encantaba mamar, incluso realizaba sesiones maratonianas, y ahora llora cuando intentas prenderla al pecho, a veces golpeándote o dándote puñetazos en los pechos.

Los tres comportamientos son la forma que tiene tu bebé de decirte que algo va mal. Aunque es fácil culparte a ti misma, no te molestes. Los demás lo harán por ti. Lo irónico es que el rechazo del pecho casi nunca es culpa tuya. Es fácil ignorar señales y patrones y seguir consejos erróneos que te llevan a que la bebé rechace el pecho. Pero, en lugar de perder el tiempo echándonos la culpa, repasemos el comportamiento normal de un bebé ante el pecho para entender qué significan estos comportamientos de rechazo.

Cuando tu bebé está lista para mamar, debe mostrar señales tempranas de hambre, como volverse hacia el pecho, estar más despierta, hacer gorgoritos, buscar el pecho, flexionar brazos y piernas y meterse los dedos y las manos en la boca. Debe abrir bien la boca, agarrarse al pecho sellándolo con los labios y ser capaz de sacar leche de tus pechos sin causarte dolor.

Empecemos con la bebé distante. Este tipo de rechazo del pecho es el más difícil de interpretar, porque tienes muy pocos elementos para entenderlo. Si tu bebé es prematura, puede tener sueño porque su reflejo de apertura aún no se ha activado. A veces, las bebés nacidas a término también tienen un retraso en la aparición de los reflejos, dependiendo de cómo hayan nacido. Cada tanto, el rechazo se produce después de que una bebé intente agarrarse unas cuantas veces, no obtenga leche y deje de intentarlo. Por supuesto, su rechazo te empujará a darle el biberón. Continuará con el biberón porque enseguida se dará cuenta de que no puede obtener leche de tus pechos.

La bebé frenética es una versión diferente de la bebé distante. Esta bebé siente pánico y se despierta gritando de hambre. Llora y llora hasta que se agarra al pecho y succiona como si le fuera la vida en ello. Quizá se quede profundamente dormida tras unos minutos y luego vuelva a despertarse, hambrienta y enfadada. Si amamantas a una bebé frenética y sigue teniendo hambre después, prueba a sacarte leche para ver si te queda algo. Si lo consigues, lo más probable es que tengas una producción normal, pero tu bebé no esté transfiriendo leche. Puedes intentar darle un biberón de leche de fórmula o de leche extraída, que probablemente engullirá rápidamente, con lo cual queda demostrado lo que digo. Si no sientes dolor y nunca te has congestionado ni te ha goteado leche, el problema puede ser que tengas un suministro bajo. Deberías considerar seriamente la posibilidad de darle un leche de fórmula o de un banco de leche mientras lo resuelves.

Las bebés también pueden volverse frenéticas cuando las mamás tienen un gran suministro. Al igual que las que se alimentan en racimo, si tienes mucha leche y tu bebé no puede transferirla para sacarla, estará desesperada por comer. Lo intentará una y otra vez, se quedará dormida y tendrá gases por haber tomado solo la leche inicial. Cuando le ofrezcas alimento de otra fuente, la ingerirá, hambrienta. El motivo es que se encuentra consumiendo la leche inicial azucarada y nunca se siente saciada. Es posible que también tenga gases y cólicos por la leche inicial, por lo que querrá comer aún más para calmar el estómago. Desafortunadamente, tomar más leche inicial solo altera más su estómago, por lo que el ciclo continúa.

Si sigues intentando amamantar a una bebé frenética y después de la sesión de darle el pecho le das un biberón, acabará convirtiéndose en una bebé enfadada. Las bebés enfadadas son bebés frenéticas que han aprendido a asociar tus pechos con el hambre y el dolor. Recuerda que el sentido del olfato de tu bebé es muy fuerte, y está programada para conectarse con la sustancia cerosa que rodea tus pezones. Imagina lo que le supone oler tus pechos, agarrarse a ellos, mamar y mamar para obtener muy poca leche, llorar de hambre y, luego, obtener un biberón fácil de tomar. Con el tiempo, aprenderá a asociar tus pechos con el sufrimiento y el biberón con el alivio. Las bebés enfadadas están enfadadas porque se esfuerzan demasiado por comer y pasan mucho tiempo sintiendo hambre. Esto estresaría a cualquiera. Y, si eres la madre de una bebé enfadada, también te estresarás. Aquí es donde se produce la paradoja. Las madres de las bebés enfadadas suelen ser culpadas por el enfado de su bebé, cuando es todo lo contrario. Tu estrés no entorpece sus reflejos. Lo que pasa es que tiene hambre. Pero, cuando a las mamás se las hace sentir culpables, siguen intentando mejorar la situación. El sufrimiento se refuerza para ambas.

Lo que nos lleva a la confusión del pezón. Suelo bromear con que la confusión del pezón no es una confusión en absoluto. La bebé sabe exactamente lo que pasa. Aprende a evitar el pezón cuando no obtiene leche de él. La aversión al pezón no es algo que ocurra porque sí. Cuando las madres siguen el consejo bienintencionado de seguir amamantando pase lo que pase, condicionan a sus bebés a sentir rechazo por el pezón. Funciona de la siguiente manera:

Tu bebé está programada para buscar tus pechos oliendo la sustancia cerosa que rodea el pezón. Esto hace que abra bien la boca y agarre el pecho. Si sigue intentando abrir la boca y agarrarse del pecho y fracasando, no conseguirá suficiente cantidad de leche, tú sentirás dolor y ambas os estresaréis. Tu bebé terminará convirtiéndose en una criatura frenética o enfadada, y tú te sentirás desdichada. Una vez que empiece a perder peso, tendrás que explicarle el problema a tu pediatra. A causa de la pérdida de peso, te dirán que debes suplementar con un biberón. Aunque tu bebé te prefiere a ti, una bebé hambrienta comerá de cualquier fuente de alimento. En este momento las buenas intenciones son contraproducentes. Te dirán que sigas amamantando a tu bebé frenética para que no se «olvide» de tus pechos. Tu bebé no se olvidará de tus pechos. Está programada para desearlos. Pero, si creas de forma repetida una asociación de hambre y frustración con el olor de tus pechos, y luego le ofreces el refuerzo positivo de una fuente de alimento externa, *aprenderá* a elegir esa otra fuente por encima de ti. Esa fuente suele ser un biberón, por lo que se culpa al biberón de la confusión del pezón, pero otras fuentes de alimento, como la cuchara, el dedo, la taza o una jeringuilla tienen el mismo efecto. Quizá eviten la preferencia por el biberón, pero no impedirán la aversión por el pezón. Por naturaleza, tu bebé jamás te rechazará. Si te huele y obtiene leche de tus pechos, siempre te preferirá. Si te huele y no puede obtener leche, desarrollará una asociación negativa contigo, a veces tan pronto como el primer día.

Si quieres evitar la aversión al pezón, lo mejor es bombear y alimentarla con el biberón mientras decides cómo resuelves los temas de transferencia de leche o el suministro bajo. El capítulo 13 repasará el manejo de la aversión al pezón.

Reflujo, gases y cólicos

Existen diversos síntomas de reflujo, desde eructos y gases hasta regurgitaciones, cólicos, dolor excesivo y pérdida de peso. Entre el 70 y el 85 por ciento de las bebés presentan síntomas de reflujo durante los dos primeros meses de vida. Para cuando han cumplido el año, los síntomas desaparecen en la mayoría de los casos. El término *reflujo* es engañoso, porque las bebés no tienen mucho ácido en el estómago. Todavía están desarrollando su microbioma con la ayuda de la leche materna, por lo que el reflujo en una bebé no es lo mismo que en un adulto.

El sistema digestivo de tu bebé empieza a colonizarse por bacterias en tu útero. Las bacterias siguen poblando su intestino según la forma en que haya nacido. Los partos vaginales lo pueblan con las bacterias *Lactobacillus*, *Prevotella* o *Sneathia*, mientras que los partos por cesárea dan lugar a *Staphylococcus*, *Corynebacterium* y *Propionibacterium*. Durante su primera semana, desarrollará otras bacterias, dependiendo de si se alimenta con leche materna o artificial. Tomar antibióticos durante la lactancia también puede matar las bacterias del intestino. En general, no se recomiendan los probióticos para los recién nacidos.

Es fácil malinterpretar las señales de gases y cólicos a menos que aprendas a entender el llanto de tu bebé. El llanto por gases o cólicos es un llanto de dolor. Aparece de repente y puede durar horas. Las bebés con gases también arquean la espalda, dan patadas o puñetazos y estiran las piernas. Nada parece consolarlas, ni siquiera alimentarlas o pasearlas. Puedes intentar ponerlas sobre tu hombro para que eructen, pero eso por sí solo rara vez ayuda. Las bebés con muchos gases tienen la mala reputación de ser quisquillosas, mientras que las que no lloran son etiquetadas como «buenas». Estas etiquetas no son justas. Tú también llorarías si te doliera todo el tiempo.

Vomitar de vez en cuando es normal, pero algunas bebés expulsan vómitos en proyectil que recorren una gran distancia. Si esto ocurre, pregunta a tu pediatra por una enfermedad llamada *estenosis pilórica.* La estenosis pilórica ocurre cuando la parte muscular de la parte inferior del estómago de tu bebé se engrosa y no permite el paso de los alimentos. Esto puede provocar deshidratación y pérdida de peso, y es la segunda razón más común por la que los recién nacidos necesitan cirugía.

El reflujo, los gases y los cólicos son una serie de síntomas que se derivan de una de estas tres causas principales o de una combinación de ellas:

1. Tienes una gran cantidad de leche, por lo que tu bebé solo recibe la leche inicial azucarada.
2. Algo que estás comiendo está pasando a través de tu leche y le provoca gases.
3. Tiene el paladar alto y el agarre poco profundo, y traga aire cada vez que mama.

En el capítulo 11 ya vimos cómo afecta tu suministro a la lactancia, así que pasemos a ver cómo la afecta tu dieta. Las bebés pueden tener alergias o intolerancias a determinados alimentos. Las alergias suelen provocar sarpullidos y heces sanguinolentas. También pueden provocar sibilancias, urticaria, vómitos, diarrea y congestión nasal. La alergia más común es a la proteína de la leche de vaca, que sucede en hasta la mitad de las bebés con reflujo o gases. Muchos alimentos están mezclados con lácteos, así que asegúrate de comprobar las etiquetas. Otros culpables habituales son los huevos, el maíz, los cacahuetes, la soja, el trigo/gluten, el pescado, las semillas de sésamo, los frutos secos, los mariscos, la mostaza y el apio. Tu bebé también puede tener intolerancia a alimentos como el brócoli, el ajo, las judías, la cebolla, el exceso de azúcar o el chocolate, entre otros. A diferencia de las alergias, las intolerancias alimentarias solo le provocan gases y regurgitaciones, pero sin embargo no le hacen daño.

Encontrar el alimento culpable es complicado. Es bueno llevar un diario de alimentación y compararlo con los síntomas de la bebé. De todos modos, sus reacciones pueden postergarse y aparecer, a veces, de unos días a varias semanas después. Puede que los diarios no te permitan identificar el problema, pero al menos pueden orientarte en la dirección correcta. También puedes probar una dieta de eliminación, excluyendo los alimentos bajo sospecha. Lo mejor es empezar eliminando los alérgenos más comunes, como los lácteos y la soja. Elimina cada proteína alimentaria de una en una. Si el alimento excluido es el problema, los síntomas de la bebé deberían mejorar en dos o tres días y desaparecer por completo en una semana. Si reintroduces el alimento, normalmente reaccionará al cabo de seis horas. La reacción de tu bebé también dependerá de la dosis, lo que significa que cuanto más cantidad del alimento ingieras, peores serán los síntomas.

Quizá la causa más común de reflujo, gases y cólicos en las bebés, y la que más se pasa por alto, es la causa número tres: tragar aire mientras se alimenta del biberón o el pecho. El paladar alto y el agarre poco profundo suelen ser el motivo de ello. El frenillo lingual corto y la apertura limitada, que acompañan el paladar alto, le impiden levantar la lengua lo suficiente como para comprimir el biberón o el pecho contra el paladar. Cada vez que traga, toma una gran bocanada de aire. A veces se oye cómo baja el aire. En el biberón, la leche se escurrirá por los lados. Los medicamentos no ayudan, porque el problema es mecánico. La única forma de mejorarlo es corregir el agarre o cambiar a una tetina de biberón que llene el espacio. Para más información, consulta el capítulo 13.

Dolor en el pezón

He dedicado un capítulo entero al dolor de mamas y pezones, así que no me extenderé aquí. Pero, como resumen rápido:

Es habitual sentir algún dolor leve al principio de la lactancia, pero no todos los dolores son iguales. Hay una gran diferencia entre la molestia y un dolor atroz. El dolor de pezón se produce por la fricción. La fricción está causada por una apertura limitada y un agarre poco profundo con o sin un frenillo lingual corto o solamente por un frenillo lingual corto. La apertura limitada y el frenillo lingual corto son problemas anatómicos con los que nace la bebé y que no mejoran sin una intervención. Si tienes fricción, también puedes desarrollar infecciones superficiales en los pezones, como la candidiasis bucal (una infección por hongos), o infecciones más profundas en los senos, como la mastitis. No ignores el dolor de pezones, porque es una advertencia de que algo va mal con el agarre de tu bebé. El dolor de pezones también puede llevar a la depresión posparto. Si lo aguantas, puede que el dolor desaparezca, pero no porque mejore el agarre. Tus pezones sufren tanto daño que pueden volverse menos sensibles y cubrirse de grietas.

LA PERSPECTIVA DE LA PACIENTE

A Jennifer, una bebé de tres semanas, un consultor de lactancia en el hospital le diagnosticó frenillo lingual corto. Un segundo consultor estuvo de acuerdo, pero su pediatra discrepó, diciendo que el frenillo lingual corto era leve y no era necesario tratarla. Jennifer pasó un par de días en observación en la Unidad Neonatal de Cuidados Intensivos y le dieron leche artificial. Después, su madre empezó a amamantarla, pero le dolían mucho los pezones. Le dolían tanto que empezó a temerle a la lactancia. Probó la posición tumbada de lado debido a la incisión de la cesárea, pero no le sirvió de nada. Había estado tomando Percocet, pero al dejar de tomarlo, el dolor en los pezones se hizo más evidente e intenso. Cuando Jennifer intentaba mamar, no podía abrir demasiado la boca y le costaba mucho prenderse y mantenerse en el pecho. Se alimentaba cada dos o tres horas durante 30 minutos y tenía gases moderados. Estaba ganando peso, pero, de todos modos, su madre seguía bombeando 90 ml de su pecho, incluso después de que terminara de mamar.

Al examinarla, se vio que Jennifer tenía un frenillo normal sin anclaje a la lengua, un paladar alto y ahuecado y una mandíbula retraída. La bebé se sometió a frenotomías labial y lingual y fue capaz de abrir la boca y agarrarse al pecho inmediatamente después de la intervención. A la madre se le dijo que hiciera una mezcla de las cremas Monistat y Neosporin y se la aplicara en los pechos después de cada toma durante los siguientes días para curar los daños en el pezón.

Tortícolis

La tortícolis se produce cuando uno de los músculos del cuello de tu bebé, el *esternocleidomastoideo*, un músculo grande situado a ambos lados de la parte anterior del cuello, se acorta y se tensa. Si tu bebé tiene tortícolis, mantendrá la cabeza girada hacia un lado, independientemente de la posición en que la pongas. Nadie sabe cuál es la causa de la tortícolis, pero lo más probable es que se deba a la forma en que está situada en tu vientre. Si se queda en una posición, los músculos del cuello crecen de una manera particular y luego cicatrizan y se endurecen.

La tortícolis es más frecuente en los primogénitos. Las bebés con tortícolis también suelen tener displasia de cadera: las bandas de tejido que conectan los músculos y huesos de sus caderas son demasiado laxas. Las bebés con tortícolis también desarrollan mandíbulas asimétricas porque los huesos se moldean por la forma en que los músculos tiran de ellos. Por todas estas razones, pueden tener dificultades para mamar. El tratamiento consiste en fisioterapia y terapia craneosacral.

13

Pequeñas ayudas para mamá: posibles intervenciones

Suelo bromear diciendo que, si los hombres tuvieran que amamantar, o todo el mundo se habría muerto de hambre o alguien habría solucionado los problemas de la lactancia hace mil años. Los hombres no aceptan fácilmente el dolor y sufrimiento prolongados sin rendirse o hacer algo al respecto. Pero las mujeres somos diferentes. Podemos aguantarlo casi todo, y lo hacemos. Especialmente, cuando se trata de nuestros bebés. Cuando la lactancia se vuelve un suplicio, aceptamos los consejos confusos y a menudo contradictorios que nos dan todos, desde la partera hasta el pediatra de guardia. Incluso los bienintencionados consultores de lactancia dejan entrever que el fracaso de la lactancia es culpa nuestra. No es solo un problema de los profesionales de la salud. En cierto modo, nosotras somos nuestras peores enemigas.

Las madres le dan un sentido al martirio. Estamos preparadas, incluso antes de dar a luz, para aceptar el sufrimiento. Se nos dice que nos dolerán los pezones, que incluso sangrarán, y lo aceptamos. Vamos, el parto es doloroso, ¿verdad? ¡Y lo superamos! Aceptamos esa culpa, como si el sufrimiento nos hiciera mejores madres. No puedo decirte cuántas veces las madres que he visto en mi consultorio me han dicho que se sentían egoístas por querer dar el pecho sin sufrir. Con frecuencia tengo que convencerlas de que su sufrimiento es innecesario. Además, significa que su bebé también está sufriendo.

La resistencia a aceptar ayuda también es fisiológica. Para cuando una madre reciente ha soportado incluso una semana de lactancia dolorosa, corre el riesgo de sufrir depresión posparto hasta seis meses después de *dejar* de dar de mamar. El dolor crea depresión fisiológica y un sentimiento de desesperanza. Con demasiado cortisol y muy poca oxitocina, el vínculo afectivo también se ve afectado, lo cual genera aún más vergüenza y menos ganas de buscar ayuda. La lactancia es tu *recompensa* por dar a luz. A veces puede ser difícil, pero no debe ser un castigo.

Ahora que conoces mejor las señales de alarma de tu bebé, hablemos de qué hacer al respecto. La mayoría de las recomendaciones que apoyan la lactancia parten de la premisa de que cualquiera puede amamantar. Recuerda lo que hablamos sobre La Leche. Esta organización fue fundada durante una época en que las madres eran apartadas de la lactancia materna por una serie de razones. La perspectiva de La Leche consistía en pasar por alto todo lo que suponía un reto o una limitación e incluirlo dentro de lo considerado normal. El objetivo era conseguir que la lactancia funcionara como fuera. Era un buen punto de partida, pero estamos muy lejos de los años cincuenta. Ese gran impulso por salvar la lactancia materna ha oscilado hasta el otro extremo del péndulo. A las nuevas mamás se les dice que amamanten cueste lo que cueste, sin saber realmente a lo que se enfrentan, y con recomendaciones obsoletas que a veces agravan su sufrimiento.

Es cierto que la mayoría de las madres pueden dar el pecho. Algunas pueden hacerlo solas, pero la mayoría necesita ayuda. Otras no podrán amamantar sin intervenciones, medicamentos o suplementos. Algunas no podrán amamantar hagan lo que hagan, ya sea por los problemas médicos o anatómicos propios o por los del bebé. Sea cual sea tu situación, lo importante es que entiendas lo que está pasando. Solo entonces podrás tomar decisiones bien fundadas acerca de cómo seguir adelante. Y a veces seguir adelante significa dejar de amamantar por completo.

En este capítulo hablaremos de resolver problemas. Exploraremos recomendaciones comunes, como cuándo usar una pezonera, cómo implementar la alimentación triple para compensar un suministro escaso, cómo tratar los gases y los cólicos, y cómo evitar los biberones para prevenir la aversión al pezón. Explicaré lo que es un sistema de alimentación suplementaria y si tiene sentido para ti. También hablaremos de los pros y contras de la terapia craneosacral y de intervenciones para el frenillo lingual corto y la apertura limitada de la boca, así como de qué esperar después.

Pezoneras

Una pezonera es una funda delgada de silicona que se coloca sobre el pezón y la areola antes de dar el pecho. Tiene aberturas sobre el pezón para que la leche pueda salir. Las pezoneras se han utilizado durante siglos, fabricadas de materiales como el peltre, la plata y las pieles de animales. Más recientemente, también se han probado pezoneras de látex y de goma. El objetivo de las pezoneras es crear una barrera entre la boca de tu bebé y tus pezones. Los consultores de lactancia y las parteras las distribuyen de forma rutinaria cuando ven que las mamás tienen dificultades en el hospital o durante el posparto.

Antes de hablar del uso adecuado de las pezoneras, consideremos por qué necesitarías un protector de pezones para empezar. Hay dos razones principales: (1) para que tu bebé tenga algo de qué agarrarse cuando no pueda agarrarse a ti, y (2) porque te duele demasiado cuando le das el pecho. Ambas razones, como ya sabes ahora, se deben a que tu bebé probablemente tenga una apertura limitada de la boca, un frenillo lingual corto o ambos. También sabemos que, si no solucionas el problema subyacente, o al menos lo reconoces, seguirás teniendo problemas.

Dado que el dolor de pezones y el resbalamiento del pecho provienen de un agarre superficial, colocarte una pezonera no va a arreglar nada. Aunque un protector de pezones le dé al bebé algo sobre lo cual puede poner la boca, no cambia su apertura ni le da la capacidad de extraer leche. Solo podrá tomar lo que le dé tu pecho. De hecho, si intentas amamantar a un bebé que tiene una apertura normal utilizando una pezonera, le resultará más difícil transferir la leche. Las pezoneras alteran los mecanismos normales de succión y deglución del bebé. A menos que tengas un gran suministro, si el bebé tiene un agarre superficial no obtendrá mucha leche con una pezonera. Si además no te extraes leche para vaciar los pechos, puedes terminar quedándote sin suministro. Eso si antes no sufres congestión, conductos obstruidos o mastitis.

Algo más sucede cuando se utiliza una pezonera durante las primeras semanas. Como la boca de tu bebé no puede estimular directamente tu areola, pueden verse alteradas las hormonas responsables de establecer tu suministro. Por supuesto, menos estimulación es mejor que padecer dolor, pero si se la combina con un menor vaciado del pecho, puede convertirse más en un problema que en una solución. Lo enmascara solo por un tiempo. Excepto en determinadas circunstancias, las pezoneras no son una solución. Son una tirita que solo te sirve hasta cierto punto.

Si tu bebé no puede prenderse y aumenta poco de peso, o tú sientes dolor, busca problemas subyacentes. Comprueba si tiene el paladar alto o la barbilla hundida. Examínalo para ver si tiene un frenillo lingual corto o una ampolla en su labio superior. Comprueba si tiene poco tono muscular. Si él tiene una apertura limitada y tú tienes una gran cantidad de leche, puedes usar una pezonera, pero ten en cuenta que tendrás que extraer el resto de la leche. Con o sin pezonera, si se agarra poco al pecho, no obtendrá la grasa de la leche final, y con el tiempo tus pechos dejarán de producir leche. Puede que sea más sensato bombear leche y darle el biberón para mantener tu producción, a menos que quieras que tu bebé se someta a una intervención (véase el apartado siguiente).

Hay dos formas en las que las pezoneras pueden ser útiles, pero ambas deben usarse tras corregir primero un agarre superficial con una intervención. Si tienes un daño significativo en el pezón, puedes usar pezoneras como barrera para ayudar a que te cures, ya que después podrás seguir amamantando una vez el bebé tenga un agarre más normal. También, si tu bebé tiene aversión al pezón, puedes utilizar una pezonera para hacer la transición del biberón al pecho. De todos modos, ten en cuenta que, si ya has estado usando pezoneras, puede que tengas que seguir usándolas incluso después de corregir su apertura hasta que, dándole de mamar repetidas veces, le enseñes que puede mamar sin ellas.

Alimentación triple

La alimentación triple es una recomendación que hacen los consultores de lactancia cuando tu bebé no está ganando peso. Suele ser por factores como la alimentación en racimo crónica, quedarse dormido al pecho o cualquier comportamiento que signifique que no está transfiriendo bien la leche. A las madres se les dice que amamanten durante al menos diez minutos de cada lado, luego extraigan leche de cada lado y alimenten al bebé con la leche extraída. Este proceso puede añadir varias horas al tiempo de lactancia. Algunas madres pasan todo el día haciéndolo. La idea que subyace es que seguir amamantando al bebé cuando no está tomando leche de ti evitará que se olvide de tu pecho. Sabemos que eso no ocurre. Si piensas en este consejo en el contexto de lo que has aprendido, puedes ver cómo la alimentación triple por sí sola *crea* la confusión del pezón.

La alimentación triple no siempre es una broma cruel. Puede ser una forma de verificar si tu bebé transfiere mejor la leche después de una intervención por la apertura limitada o el frenillo lingual corto. Después de corregir el agarre, debes amamantar durante diez minutos y luego hacer un breve bombeo de cinco minutos. Debería haber menos leche para extraer y más dentro del bebé. El bombeo después de la lactancia también extrae la leche residual para ayudar a aumentar la producción. La alimentación triple puede ayudarte a volver a la normalidad después de una frenotomía si tu suministro ha bajado, pero no pretende ser una solución a largo plazo. Suelo recomendar una semana como máximo.

Tratamiento de la aversión al pezón y el mito del chupete

La *aversión al pezón* suele denominarse *confusión del pezón*, pero es más confuso para ti que para tu bebé. Como ya hemos comentado, la aversión al pezón es un comportamiento que los bebés aprenden cuando se les hace mamar repetidamente pero no pueden obtener leche del pecho. Esto ocurre cuando el suministro es exiguo o la transferencia es escasa debido a un agarre poco profundo o ambas cosas. Una vez que tu bebé aprende que no puede obtener leche de ti, cuando lo alimentes con otra fuente (porque se morirá de hambre si no lo haces), puede desarrollar rápidamente la aversión al pezón. No está confundido en absoluto; ha aprendido que el problema es el pecho.

El mejor tratamiento para la aversión al pezón es evitarlo por completo. Pero eso significa ir en contra del consejo común. Si tienes cualquiera de los síntomas de un agarre poco profundo, deja de dar el pecho y bombea leche hasta que puedas solucionar el problema subyacente. Como he insistido, tu bebé no olvidará tus pechos. Si dejas de amamantarlo y te extraes leche durante unas semanas, es mucho más fácil volver a entrenarlo para que mame que superar una asociación negativa. Sus reflejos permanecerán intactos a menos que los desafíes.

Darle otra fuente de alimento, ya sea un biberón, una taza o una jeringuilla, no evitará por sí solo la aversión al pezón. Se les dice a las madres que eviten a toda costa los biberones porque provocan aversión al pezón. Incluso el protocolo «Diez pasos» de la OMS recomienda no recurrir al biberón. Pero los biberones en sí no son el problema. Si tu bebé puede mamar de ti, siempre te preferirá a ti.

Lo mismo ocurre con los chupetes. Si tu bebé puede mamar, no hay nada malo en darle un chupete. Hay estudios que lo han demostrado.[1] De hecho, los estudios también han probado que el uso del chupete fomenta la succión y favorece la lactancia materna, y que restringir el uso del chupete la disminuye.[2] Tu bebé no puede obtener leche de un chupete, por lo que nunca lo elegirá en lugar de tu pecho. Succionar un chupete ayuda a calmar al bebé, pero succionar el pecho cuando no está obteniendo leche no es bueno para la lactancia a largo plazo.

Una vez que el bebé tiene aversión al pezón, no existe una solución única. Antes de intentar que vuelva al pecho, tienes que solucionar el problema de agarre o del suministro. Aquí hay algunos trucos para que vuelva al pecho *después* de solucionar la apertura limitada subyacente.

- **El sombrero:** Utiliza una pezonera durante la primera semana para que empiece a asociar tus pechos con la leche. El protector de plástico le hace pensar que tu pecho es un biberón.
- **Gato por liebre:** Sostén a tu bebé en la posición de cuna cruzada (véase la página 126) ayudándote con una almohada de lactancia. Prepara el pecho para amamantar. Dale al bebé un poco de leche de un biberón. Una vez que se haya calmado, sácale el biberón y rápidamente reemplázalo con el pecho. Puede que necesites más de un par de manos para hacerlo. Repite esta operación hasta que succione el pecho en lugar de llorar por el biberón.
- **El renacimiento:** Desnúdate con tu bebé en un baño caliente. Túmbale sobre tu pecho y deja que se arrastre hasta tu seno, como si imitaras el momento en que nació. Esto funciona mejor con los bebés más pequeños.

Tratar con un bebé enfadado que rechaza tus pechos y se vuelve loco al verlos no es nada fácil. Es difícil no tomárselo como algo personal. El rechazo es el rechazo, aunque entiendas los motivos. Trabajar con un consultor de lactancia que sea paciente puede ser de gran ayuda. Ayudar al bebé a superar la aversión al pezón requiere paciencia, repetición y mucho llanto (de ambos).

Sistema de alimentación suplementaria

Un sistema de alimentación suplementaria (SNS) es una sonda de alimentación de silicona muy delgada y suave que te pegas al pecho, con la abertura en el pezón. La sonda se conecta a un biberón lleno de leche materna o de fórmula que se sujeta por encima del pecho para que salga la leche. La idea que hay detrás es que el bebé pueda tomar leche de la sonda cuando no pueda obtenerla de ti. Además de ser un sistema aparatoso, la motivación es similar a la de una pezonera. Es una tirita que enmascara un problema en lugar de solucionarlo.

Si tu bebé no puede agarrarse a ti y transferir la leche, pegarte una fuente externa con cinta adhesiva no le ayuda a agarrarse mejor. Solo hace que se enfade menos con tus pechos. Tampoco contribuye a vaciar tus pechos, así que tendrás que bombear leche. El consejo habitual (que afortunadamente es cada vez menos frecuente) es que las mamás amamanten, bombeen y luego alimenten con un sistema de alimentación suplementaria. Se cree que mantener al bebé en el pecho, aunque no esté transfiriendo leche, evitará la aversión al pezón. Pero, si tomas un poco de distancia, verás que esto no tiene ningún sentido. Si tu bebé no puede transferir tu leche, un sistema de alimentación suplementaria no es más que una sobreactuación. No solo es una pérdida de tiempo, sino que una transferencia escasa suele ser el resultado de un agarre doloroso y superficial, que también puede reducir tu producción. Nunca debes utilizar un sistema de alimentación suplementaria si tienes una gran cantidad de leche.

Este sistema puede ser útil, pero solo si tienes poca leche materna y el bebé tiene un agarre normal. Si tu bebé tiene un agarre poco profundo, primero debes corregirlo. Una vez que sepas que es capaz de transferir leche, puedes utilizar el sistema de alimentación suplementaria como un refuerzo positivo para que vuelva al pecho. Este sistema proporciona leche o fórmula adicional para que siga mamando de modo que asocie el pecho con la comida. Cuando tienes un suministro bajo, puedes utilizar este método todo el tiempo que quieras. Si te resulta engorroso, siempre puedes amamantar de cinco a diez minutos en cada pecho, para que tu bebé saque lo que tienes, y luego cambiar a un biberón.

Terapia craneosacral

En los últimos veinte años, se ha incrementado el uso de la osteopatía para bebés. La osteopatía es un tipo de medicina basada en la idea de que la forma determina la función. Mediante el contacto físico, el cuerpo puede sanar por sí solo desequilibrios estructurales. A diferencia de la quiropráctica o los masajes, no se frota, no se presiona ni se provocan chasquidos. El contacto es muy suave, y a veces apenas se siente.

La osteopatía craneal es un tratamiento muy especializado, realizado por médicos osteópatas (DO, por sus siglas en inglés). La terapia craneosacral (TCS) es una versión diluida que cualquiera puede realizar, pero que suele ser realizada por fisioterapeutas. La diferencia de coste es bastante grande. Asegúrate de comprobar las credenciales antes de que alguien toque a tu bebé. Aunque lo mejor es consultar a un médico osteópata, hay terapeutas craneosacrales talentosos especializados en recién nacidos.

Lo ideal es tratar a tu bebé poco después de nacer, en una sola visita o una serie de cuatro tratamientos.

Se suele acudir a un terapeuta craneosacral para que realice un reposicionamiento suave con el objetivo de equilibrar las asimetrías derivadas de la posición en el útero o del tipo de parto. Por ejemplo, la terapia craneosacral puede liberar los nervios de la base del cráneo que pueden haber quedado comprimidos durante un parto vaginal. Puede liberar la tensión de los músculos de la mandíbula y permitir que el nervio vago, un nervio craneal que afecta al intestino, se calme y reduzca el reflujo.

La terapia craneosacral también ayuda a despertar los reflejos de un bebé somnoliento y brinda asistencia a los que tienen trastornos de succión. En manos adecuadas, esta terapia es segura para todos los bebés. En muchos casos, el reposicionamiento suave se puede combinar con las frenotomías cuando los bebés tienen una apertura limitada grave. La terapia craneosacral no puede corregir la apertura limitada por sí sola.

Tratamiento de gases y cólicos: Formas de sujetar al bebé, alimentación, tetinas de biberón

Ahora que ya sabes cuáles son las causas de los gases y los cólicos, solucionarlos parece bastante sencillo. Puedes hacer una dieta de eliminación para ver si la culpable es tu alimentación. También puedes tratar la apertura limitada y el paladar alto subyacentes de tu bebé con frenotomías. Existen pocas tetinas de biberón en el mercado que ayuden con los gases, aunque la mayoría lo prometen. Hay una tetina llamada *Alimentador Haberman* que se diseñó para bebés con paladar hendido, y que llena el espacio abierto en el paladar. También puede ayudar a rellenar un paladar alto.

Hay ciertas maneras de sujetar al bebé que lo ayudan a expulsar los gases. Los bebés lloran cuando tienen gases porque la distensión del estómago y los intestinos duele. Intentan expulsarlos arqueando la espalda, dando patadas y gruñendo. Pero tú puedes ayudar a tu bebé descomprimiéndole la barriga con las manos. A continuación, hay algunas formas de sostenerlo que ayudan a aliviar la distensión gaseosa. También es útil hacerlo rebotar suavemente mientras lo sujetas.

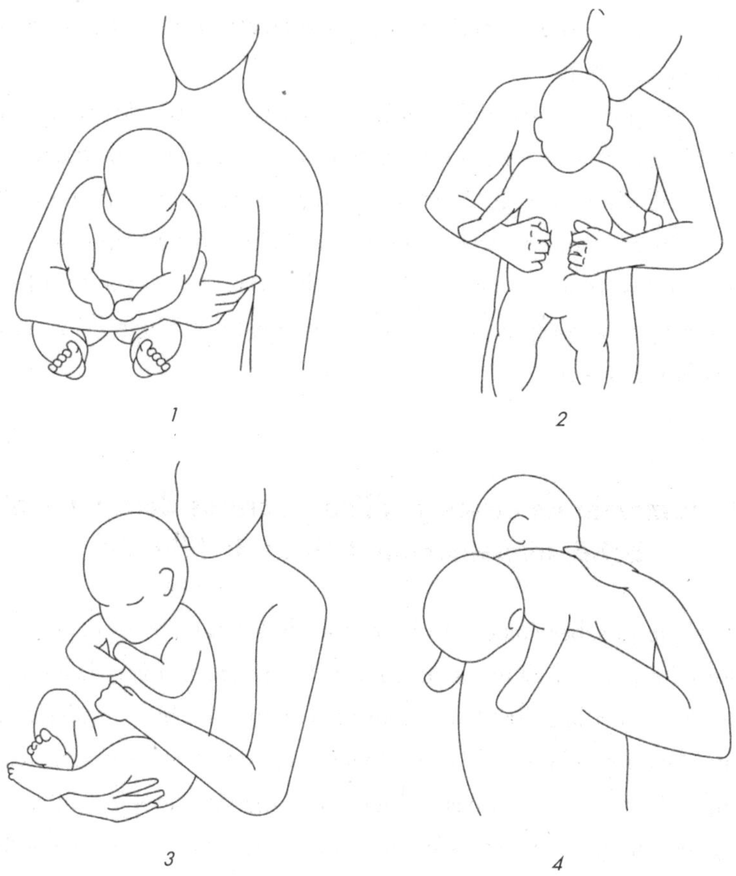

1. Sostén a tu bebé colocando tu brazo izquierdo alrededor de su barriga. Inclínalo hacia delante. Su peso contra tu brazo permitirá que expulse los gases por medio de la compresión.
2. Con las dos manos, agarra al bebé con los dedos en su barriga. Apriétalo suavemente mientras lo haces rebotar en una posición sentada sobre tus rodillas o una mesa.
3. Pasa un brazo por debajo de las piernas del bebé e inclínalo para que se siente, usando ese brazo como silla. Dobla los dedos de la otra mano y presiónalos sobre la parte blanda de su barriga, inclinándole hacia delante mientras lo haces. Hazlo rebotar para que expulse el aire.
4. Sostén a tu bebé sobre tu hombro, colocando sobre este la parte blanda de su vientre.

Los remedios caseros que calman los gases y los cólicos de tu bebé son la manzanilla y el agua anisada (*gripe water*). Si tu bebé tiene un mes o más, puedes comprar agua anisada o hacerla tú misma hirviendo una cucharadita de hinojo en una taza de agua durante diez minutos. Deja enfriar, y dale unas gotas a lo largo del día con un gotero. Las gotas para gases con simeticona, que deshace las burbujas de aire, también son seguras para los bebés. Evita las gotas con ácido benzoico o benzoato sódico, que en grandes cantidades no son seguras.

Si lo has probado todo y nada funciona, tal vez quieras hablar con tu pediatra sobre administrarle medicación a tu bebé. Creo que se abusa de la medicación para el reflujo en los bebés, pero a veces es lo único que funciona. Los preparados de reflujo para recién nacidos se suelen hacer en una farmacia de compuestos en forma líquida. Consulta a tu pediatra antes de empezar a administrarle cualquier medicamento.

Dado que los bebés con paladar alto, apertura limitada y frenillo lingual corto tragan una gran cantidad de aire, tratar a tu bebé con frenotomías también resolverá sus gases y cólicos. Esto ayuda si se alimenta del pecho, del biberón o de ambos.

Cirugía

En los últimos diez años se ha popularizado el tratamiento de la apertura limitada y el frenillo lingual corto. Al observar el aumento vertiginoso en la cantidad de procedimientos que se realizan, puede que te preguntes si estamos ante una epidemia de lenguas atadas o si es un asunto que está siendo sobrediagnosticado. En realidad es un poco de ambas cosas. En el pasado, las madres se las ingeniaban para alimentar a sus bebés usando cualquier cosa que funcionara. Pero, incluso hoy en día, en lugares donde la lactancia materna es la única opción, solo el 60 por ciento de los bebés son capaces de mamar más allá de los seis meses. Hoy en día, las madres quieren amamantar a sus bebés con sus propios pechos. No es que la apertura limitada y el frenillo lingual corto sean más frecuentes ahora que en el pasado. La diferencia es que ahora hay un tratamiento que funciona. La mayoría de las veces.

Frenulectomía, frenulotomía y frenotomía son diferentes palabras que describen la extirpación o división de un frenillo. Un frenillo no es más que tejido conjuntivo que mantiene unidas dos estructuras. En la boca de tu bebé, nos referimos, principalmente, al frenillo que hay debajo de su labio superior y al que hay debajo de su lengua.

Si su lengua está pegada en más de un 75 por ciento, recomiendo que se someta a una frenotomía lo antes posible. El tratamiento temprano con este procedimiento se puede hacer en un consultorio, hay poca posibilidad de que el frenillo vuelva a crecer y el bebé tiene una recuperación fácil. La lengua es un músculo, por lo que, cuanto antes se libere, más fácil será que se desarrolle normalmente por sí misma. No hay razón para esperar, ya que, contrariamente a la opinión popular, los frenillos nunca se estiran ni desaparecen por sí solos.

La mayoría de los bebés con frenillo lingual corto también tienen problemas para mamar. Los estudios han demostrado que las frenotomías aumentan la transferencia de leche, disminuyen el dolor de pezón y ayudan a los bebés a permanecer agarrados al pecho. Sin embargo, los pediatras suelen pasar por alto este problema. Si sospechas que tu bebé tiene un frenillo lingual corto, puedes comprobarlo tú misma colocando los dedos índice y medio debajo de su lengua y levantándola. Si lo tiene, verás una banda de tejido cerca de la punta de la lengua. Tratar a tiempo esta anomalía os ahorrará a ti y a tu bebé muchos problemas más adelante.

Utilizar la frenotomía en cualquier otra circunstancia es controvertido. Como expliqué en el capítulo 10, no existe tal cosa como un frenillo lingual corto posterior o un frenillo labial, pero las frenotomías labial y lingual son excelentes tratamientos para la apertura limitada. La advertencia es que ambas tienen que hacerse al mismo tiempo, independientemente de si el bebé tiene también un frenillo lingual corto. Liberar ambos frenillos permite que el paladar, la lengua y la mandíbula del bebé se muevan de forma independiente, de modo que pueda desencajar la mandíbula para abrir la boca y agarrarse bien. La apertura limitada solo es importante el primer año de alimentación.

Cuando llevas a tu bebé para que le realicen una frenotomía, te suelen hacer creer que el procedimiento arreglará la lactancia. Pero eso, sencillamente, no es cierto. Si se hacen correctamente, las frenotomías son cien por cien efectivas en liberar la apertura restringida, pero eso es todo lo que hacen. Sin embargo, hay muchas variables que intervienen en la lactancia y hay que tenerlas todas en cuenta. Por ejemplo, si tienes un suministro bajo y tu bebé rechaza el pecho, después de liberar su boca todavía tienes que lidiar con un suministro bajo y la aversión al pezón. Por otro lado, si tienes un buen suministro y tu bebé es muy pequeño, hay muchas más posibilidades de que liberar su apertura será suficiente para salvar la lactancia. Debe considerarse cada situación de forma individual.

Pero el mero hecho de realizar el procedimiento no rescata, automáticamente, la lactancia. Una vez liberada la apertura, el bebé aún tiene que *encajar* la suficiente cantidad de pecho en la boca para llenar su paladar alto. Puede no ser suficiente prenderlo al pecho y dejarlo a su suerte. Aquí es donde se culpa a las frenotomías de no funcionar. Solo porque se libera la apertura de tu bebé no significa que tu pecho encajará automáticamente en la forma del interior de su boca. Antes de salir de la consulta, comprueba su apertura y agarre mediante la posición de la cuna cruzada (consulta el capítulo 4). La apertura debe ser notablemente más amplia y estar desencajada, lo cual permite un agarre mucho más profundo. La mayor parte de tu areola debe estar dentro de la boca de tu bebé, y debe formar un sello con el labio superior hacia fuera. Su deglución será más profunda, lo que se advierte observando la zona debajo de su mandíbula. También puedes notar que extrae más leche.

La frenotomía es aún más controvertida a la hora de decidir qué bebés deben someterse a ellas. Si al tuyo se le diagnostica «frenillo labial» o «frenillo lingual corto posterior», sé cautelosa. La única razón para intervenir a estos bebés es para liberar la apertura. Nada más. No tendrán ninguno de los problemas que causa un frenillo lingual corto porque, de hecho, no lo tienen. Aun así, es difícil adivinar de antemano quién se beneficiará de los procedimientos. Los frenillos linguales cortos afectan a entre el 4 y el 10 por ciento de la población, pero alrededor del 20 por ciento de los bebés tienen problemas para mamar. La mayoría de las dificultades de la lactancia materna se deben a una apertura limitada, pero también puede haber un frenillo lingual corto. Hay que comprobar ambas cosas. Tampoco existe un protocolo aceptado sobre cómo deben hacerse los procedimientos y quién debe realizarlos. No hay un programa de entrenamiento formalizado: médicos y dentistas se las apañan por su cuenta. Asegúrate de hacer las preguntas adecuadas (páginas 47-48) antes de seguir adelante con el procedimiento.

LA PERSPECTIVA DEL PACIENTE

La pequeña Lila, de casi seis meses, había tenido problemas para mamar desde que nació. Se le practicó una frenotomía para liberar el frenillo lingual corto cuando tenía dos meses. La lactancia mejoró y pudo mamar durante más tiempo en cada sesión. Pero sus problemas de lactancia volvieron a aparecer, y poco a poco empeoraron. La bebé mamaba durante poco tiempo y transfería muy poca leche. La producción de la madre seguía siendo buena, pero solo porque había estado bombeando leche y tomando suplementos para aumentar su producción. Llevó a Lila a un nuevo pediatra, que también es consultor de lactancia IBCLC, quien me las derivó. La madre seguía amamantando a su bebé y planea seguir haciéndolo, pero le gustaría recibir asesoramiento.

Al evaluarla, Lila tenía un paladar alto y ancho, con una mínima regeneración de un frenillo lingual corto tipo 1. Tenía una apertura limitada de la boca debido a su paladar alto y se angustiaba fácilmente con el pecho.

Hablé largo y tendido con su madre sobre una nueva escisión. Debido a que la bebé ya había desarrollado aversión al pecho y tenía casi seis meses de edad, era posible que realizar otro procedimiento ampliara su apertura, pero, en última instancia, no habría mejorado la calidad de la lactancia. Su madre aplazó la intervención y siguió sacándose leche y dándole el biberón. Como el movimiento de la lengua de la bebé no le impediría comer en el futuro, no estaba justificado realizar ningún procedimiento.

Para algunas díadas mamá-bebé, incluso después del procedimiento, el bebé sigue sin acoplarse al pecho. Esto suele deberse a que tiene el paladar muy alto y ahuecado. Puedes probar a añadir la terapia craneosacral, pero a muchas madres se las persuade de realizar procedimientos más invasivos. Te aconsejo que no lo hagas, salvo que obtengas más de una opinión a favor. El procedimiento es solo el primer paso. El *objetivo* es una lactancia materna satisfactoria. Pero no funciona para todo el mundo. Aunque nadie haya hecho estudios al respecto, el efecto de las frenotomías en la lactancia materna, en mi práctica, es la siguiente:

- Del 65 al 70 por ciento parecen mágicas y resuelven la lactancia materna de inmediato.
- Del 20 al 25 por ciento provocan mejoría en los síntomas, pero se necesita otro tipo de ayuda.
- Del 5 al 10 por ciento no ayudan en absoluto.

Estos procedimientos no son la panacea que algunos dicen que son. Pueden ser útiles, pero es posible que necesites otro tipo de ayuda, como acudir a un consultor de lactancia y recibir terapia craneosacral. También necesitas tiempo y paciencia. Si todo esto te parece demasiado, puedes decidir bombear leche y dar el biberón, o dar el biberón con leche artificial. Y eso también está bien.

CUARTA PARTE

La separación

14

Volver al trabajo

Independientemente de cuándo tengas que volver al trabajo, será un gran cambio. Para algunas madres, volver al trabajo significa trabajar desde casa. Pero para la mayoría significa volver a la oficina y dejar a la bebé con otro cuidador. Ya sea una niñera, un pariente cercano o una guardería o escuela infantil, dejar a tu bebé en manos de otra persona puede ser una de las cosas más difíciles que hagas, sobre todo, porque has sido una parte vital de su existencia.

Me siento identificada. Dejar a mi bebé cuando tuve que volver a mi programa de residencia después de solo seis semanas fue como perder un miembro de mi cuerpo. Después de dar a luz, mi forma de moverme por el mundo cambió por completo. La echaba tanto de menos que solía ir a la unidad de cuidados intensivos pediátricos del hospital y sentarme con las bebés enfermas. Durante la primera traqueotomía pediátrica que hice, rompí a llorar. Cada vez que me ponía la bata para operar, me preocupaba que se me saliera la leche y manchara el ambo quirúrgico. No había dónde bombear leche porque los residentes masculinos y femeninos compartían la misma sala de guardia. Para cuando llegaba a casa, mi hija ya estaba dormida, pero me quedaba despierta y la sostenía en brazos, a pesar de mi falta de sueño. Fue uno de los momentos más duros de mi vida.

Volver al trabajo puede parecer una pérdida, pero no tiene por qué serlo. Tampoco significa que tengas que dejar de dar el pecho. La lactancia materna puede ser una forma importante de mantenerte unida a tu bebé. El vínculo que ya has establecido a través de una lactancia sana, sea como sea, puede llenar el vacío de echarla de menos. No será fácil, pero tengo algunas sugerencias para que la transición sea menos estresante. En gran medida, todo se reduce a la actitud. Si te da vergüenza o pudor sacarte leche en el trabajo, piensa en lo mucho que amas a tu bebé. Cuando pongas límites en reuniones de trabajo para poder extraerte leche, siéntete orgullosa de ti misma en lugar de preocuparte por cómo te ven los demás. Si te sientes aliviada por escapar un tiempo de tu bebé, no te sientas culpable por ello.

En este capítulo veremos cómo cambia tu relación con la lactancia al integrarte en el trabajo. El final del permiso por maternidad conlleva muchas emociones encontradas. Hablaremos acerca de dónde, cómo y cuándo extraerse leche en el trabajo para mantener la producción, los consejos para mantenerla y cómo facilitarte las cosas. Te daré herramientas para que puedas ser asertiva en el trabajo y en casa, y te asegures de contar con el apoyo que necesitas de tu pareja, familia y otros cuidadores. Pero, primero, tenemos que reconocer la importancia del cuidado personal.

Cuidado personal

Conseguir y mantener el equilibrio puede ser difícil durante este momento de transición. Puede que algunos días te sientas triste por estar dando demasiado, y otros, culpable por no estar dando lo suficiente. Pero, como en los anuncios del avión, primero tienes que ponerte tu propia máscara de oxígeno. Tienes que cuidar de ti misma si quieres seguir adelante, y eso no te convierte en una egoísta. Es fácil meterse de lleno en el trabajo y luego darlo todo por tu bebé y tu familia cuando llegas a casa. No lo hagas. Todos los días, por muy ocupada que estés, tómate al menos diez minutos para ti.

Lo que hagas durante estos diez minutos puede ser tan sencillo como sentarte en silencio o meditar. Estirar también es bueno para que la sangre circule. Si no te mueves y estiras, la energía puede quedar atrapada en los músculos. Hacer una caminata rápida a solas también ayuda. Escribir. Cualquier cosa sirve, siempre que lo hagas sola. Puede que no sea fácil y puede que todos los que te rodean reclamen tu atención. Pero este tiempo es vital, aunque tengas que pelear por conseguirlo. Pide ayuda a tu pareja o a la niñera. Establece una rutina desde el comienzo, y pronto te parecerá natural.

Otra parte del cuidado personal es la dieta. En tu apuro por salir de casa, no tomes lo que tengas más a mano. Planifica tus comidas, prepáralas con antelación, contrata un servicio de comida a domicilio, toma tus vitaminas prenatales y tu suplemento de vitamina D. Asegúrate de que tus comidas sean equilibradas y evita el exceso de azúcar y los alimentos procesados.

Aunque suene cursi, perdónate a ti misma por dejar a tu bebé. Convéncete de que estás tomando las decisiones correctas, lo que incluye ocuparte de tus necesidades. Muchas madres no tienen más alternativa que volver al trabajo. Algunas son el principal sostén de la familia, o el único. Dar a luz y amamantar mientras intentas ganarte la vida es una carga muy pesada. Aunque trabajar sea una elección, ten presente que puedes tenerlo todo, pero no al mismo tiempo. Tu bebé no será una bebé para siempre. Sus necesidades cambiarán a medida que crezca, pero tus necesidades también son importantes. Mereces que te ayuden. Sigues siendo una mamá aunque no lo hagas todo tú sola. Date tiempo para adaptarte a tu nuevo papel.

Beneficios de la lactancia materna cuando vuelves al trabajo

Aunque algunas madres quieren tirar la toalla cuando regresan al trabajo, seguir dando el pecho tiene sus ventajas. Una vez establecido el vínculo, la lactancia materna es una forma maravillosa de mantenerlo. Puede ayudarte a seguir conectada aunque no pases tanto tiempo en casa. La oxitocina puede ser buena para ti y para tu bebé al final de la jornada laboral.

También hay que considerar los beneficios de la propia leche materna, tales como los anticuerpos y una alimentación personalizada. La leche extraída es tan buena como la leche tomada directamente del pecho. Aunque no puedas proveer a la bebé toda la que necesita, cualquier cantidad de leche materna ayuda.

Prepararse para volver al trabajo

La diferencia entre tener éxito y tener más estrés suele ser estar bien preparada. A medida que se acerque la fecha de vuelta al trabajo, empieza a adaptarte poco a poco a tu nuevo horario. Establece una rutina de bombeo a partir de la segunda o tercera semana. Debes aprender cómo funciona el sacaleches y cómo reaccionas a él. No todo el mundo puede bombear eficazmente solo con la máquina. Algunas madres necesitan estimulación manual o que su bebé active la oxitocina e inicie la bajada de la leche.

El bombeo de leche también permite que otros cuidadores te ayuden con las tomas. Es posible que tu bebé no acepte el biberón si se lo das tú, y prefiera tus pechos cuando te huela. Deja que otras personas la alimenten para que no rechace el biberón cuando te toque partir.

Mientras te sacas leche, también puedes empezar a acumularla. No necesitas un congelador lleno de leche, así que no te vuelvas loca. Tener leche para unos días suele ser suficiente para darte un margen, sobre todo porque te extraerás leche en el trabajo y darás el pecho en casa. Como sabemos por el capítulo 8, las bebés necesitan de 830 ml a 950 ml al día a partir del primer mes y hasta que dejan de mamar. Las bebés más pequeñas tomarán menos cada vez y se alimentarán con más frecuencia que las bebés mayores. Durante una jornada laboral típica de ocho horas, planea tener de 350 ml a 710 ml al día, lo que supone un total de 1.065 ml a 2.130 ml almacenados cada vez. Puedes recoger la leche extra de la siguiente forma:

- Bombea leche tres veces al día, después de amamantar, para obtener lo que sobre.
- Bombea a la misma hora todos los días.
- Realiza la primera extracción después de la primera toma, porque por las mañanas se produce más leche.
- Bombea solo entre ocho y diez minutos por sesión.
- Masajea tus pechos o estimúlalos con las manos antes de bombear leche.

Sigue las recomendaciones para guardar la leche (consulta el capítulo 8), e intenta utilizarla dentro de los seis meses siguientes a la extracción.

Elegir una persona que cuide a la bebé

Puede que tengas la suerte de contar con un familiar o una niñera de confianza que cuide de tu bebé. O puede que necesites encontrar una guardería o una amiga que te ayuden. Elijas a quien elijas, la persona que cuide a tu bebé debe comprender tus objetivos de lactancia y apoyarlos. No todos los cuidadores saben cómo manipular la leche materna de forma segura, sobre todo si cuidan a más de un niño. Conversa sobre este tema de antemano, incluidas las directivas individuales. La persona que cuida a tu hija debe estar dispuesta a darle tu leche extraída y disponer de un lugar seguro para guardarla. Asegúrate de dejarle suficientes biberones desinfectados y de que sepa cómo calentar leche materna. En algunas situaciones, puede ser práctico buscar a un cuidador cerca de tu trabajo para que puedas visitar a tu bebé durante la pausa del almuerzo y darle el pecho. Quizá también desees amamantarla en cuanto la recojas.

Conoce tus derechos

Lo que quizá no sepas es que tienes derecho a dar el pecho en el trabajo. La Ley de Protección al Paciente y Cuidado de Salud Asequible exige a casi todos los empleadores que te ofrezcan descansos razonables para extraer leche hasta un año después del nacimiento de la bebé. Y no me refiero a un baño o una zona pública. Tienen que ofrecerte un lugar privado, cómodo y seguro para que bombees leche, y tiempo para hacerlo.

Te conviene conversar con tu empleador antes de volver al trabajo. Puede que no tengan experiencia con madres lactantes, y necesitas que estén de tu lado cuando regreses. El sitio web Oash (Oficina para la Salud de la Mujer)* tiene muchos consejos y soluciones. Puede ayudar a tu empleador a ayudarte, independientemente del tipo de lugar de trabajo. Conversa acerca de cómo tendrás que ajustar tu horario, incluso si eso significa trabajar a tiempo parcial o dividir turnos. Debes reservar tiempo durante el día para el bombeo. Infórmate sobre la ley federal** que regula los descansos para madres lactantes, que también protege tu tiempo de lactancia y de extracción de leche.

Consejos para bombear leche

Necesitas una buena estrategia para bombear leche antes de volver al trabajo. Lo último que quieres es quedarte atrapada en una reunión con los pechos a punto de estallar sin tener dónde aliviarlos. Si hay otras mamás que se encuentran bombeando o hayan bombeado leche en tu lugar de trabajo, pídeles consejo y apoyo. Pueden ayudarte a resolver los problemas y evitar los escollos que puedan haber sufrido.

A la hora de extraerte leche, hay que tener en cuenta una serie de factores:

- ***Dónde extraerte leche:*** Necesitas privacidad, un ambiente tranquilo, una silla cómoda, un fregadero para lavar los materiales de bombeo y una toma de corriente. Si tu lugar de trabajo es lo

* https://espanol.womenshealth.gov/

** N. del T.: Ley federal Break Time for Nursing Mothers de Estados Unidos.

bastante grande o abierto de mente, es posible que haya una sala de lactancia o puedas convencerlos de que creen una. Un programa corporativo de lactancia podría incluir una sala exclusiva para ese fin, sacaleches de calidad hospitalaria y un lugar para almacenar la leche. Comprueba el horario para turnarte con otras mamás que se estén sacando leche. Siempre puedes bombear en tu escritorio si tienes un despacho privado, y colgar un letrero de «No molestar» en la puerta. Si trabajas en un hospital, el área de maternidad suele tener salas de extracción de leche. Puede ser difícil encontrar un espacio adecuado en otros lugares de trabajo, pero el cuarto de baño no es una opción aceptable bajo ningún punto de vista.

- ***Cuándo extraerse leche:*** Lo mejor es extraerse leche con la frecuencia con que la bebé amamanta. Las bebés más pequeñas maman cada dos o tres horas, y las mayores cada cuatro o seis horas. Si trabajas ocho horas al día, eso significa tres extracciones: a media mañana, a la hora de almorzar y a media tarde, con la posibilidad de reducirlas a dos veces al día con el tiempo. Es necesario vaciar los pechos para que continúen llenándose, pero también es necesario bombear suficiente cantidad de leche para no acabar con los conductos obstruidos o mastitis. Te recomiendo enfáticamente que bombees leche de ambos pechos al mismo tiempo durante unos quince minutos. Dependiendo de tu trabajo, puede que tengas que entrar más temprano o quedarte más tarde para compensar el tiempo que pasas bombeando leche. También puedes programar las sesiones de extracción en tu calendario para que no te molesten; poner recordatorios en tu teléfono, informar a tus compañeros de trabajo sobre tus horarios de extracción, interrumpir súbitamente reuniones de trabajo. Y, por muy ocupada que estés, cumple con el horario tanto como puedas.
- ***Cómo bombear:*** Aunque es tentador seguir trabajando mientras bombeas leche, lo mejor es que te relajes, mires fotos de tu bebé y hagas una pausa para estar más tranquila. Llevar algo al trabajo que huela a ella también ayuda. Cualquier cosa que active la

oxitocina ayudará a que baje la leche y tus pechos se vacíen aún más completamente.

- ***Dónde guardar la leche:*** Lleva tu propia nevera portátil con bolsas de hielo o una bolsa aislante que puedas guardar en el refrigerador del trabajo. Asegúrate de marcar claramente los biberones o bolsas de leche. Recuerda estas normas de conservación para la leche materna:
  - Temperatura ambiente: de 6 a 8 horas.
  - Bolsa aislante con bolsas de hielo: durante 24 horas.
  - Refrigerador: durante 5 días.
  - Congelador: de 3 a 6 meses.
  - Cámara frigorífica: de 6 a 12 meses.
- ***Cómo vestirse:*** Los tops y sujetadores de lactancia son realmente útiles, pero puede que tengas un código de vestimenta diferente en el trabajo, así que una buena opción es algo con botones o cremallera por delante. Así no tendrás que desvestirte por completo para bombear leche. También es buena idea llevar un juego extra de tops, chaquetas y sujetadores, y muchas almohadillas de lactancia por si tienes pérdidas.
- ***Qué llevar:*** Puede que quieras tener un sacaleches en el trabajo y otro en casa. Si te resulta prohibitivo, tendrás que llevarlo de un lado a otro. Puedes ahorrar tiempo de limpieza guardando las piezas del sacaleches en el refrigerador durante el día. También puedes adquirir dos juegos de accesorios, uno para cada lugar. Si en tu lugar de trabajo hay sacaleches, compra solo los accesorios y déjalos en el trabajo. Lleva bolsas de extracción y biberones adicionales para almacenar la leche, una bolsa isotérmica y una nevera portátil. Algunas mamás llevan un extractor manual para emergencias.

Al llegar a casa

No importa cuánto tiempo pases en el trabajo. Puede parecer demasiado tiempo lejos de tu bebé. Cuando vuelvas a verla, tómate tiempo para reconectar con ella. Ello puede consistir simplemente en sujetarla en los brazos y jugar con ella. También puede ser bañándola o dándole el pecho. No hace falta amamantarla todo el tiempo cuando estás en casa, pero puede ser una buena forma de restablecer el contacto con ella. Es posible que tu bebé quiera mamar con más frecuencia por la noche, cuando estás en casa, y comer menos durante el día. A esto se le llama *ciclo inverso*. Si toma mucha leche de noche, es posible que no necesites almacenar tanta leche durante el día, pero mantén los pechos vacíos para no perder la producción.

No te sientas mal por pedir ayuda, aunque estés en casa. Tu pareja puede darle el biberón mientras tú descansas o te tomas un tiempo para ti. Para ser una buena madre, no tienes que estar siempre disponible. Y es bueno para tu bebé tener una comunidad de cuidadores. Tanto tu bebé como tú necesitáis rodearos de gente que os ayude.

15

Gracias a los pechos

Aunque como madres podemos sentir que estamos amamantando emocionalmente toda nuestra vida, el acto físico de hacerlo suele ser mucho más breve. Puedes amamantar durante dos meses o seguir haciéndolo durante varios años. Cada madre, bebé y situación es diferente. Ojalá hayas tenido una experiencia maravillosa y hayas aprendido mucho en el camino. Te has entregado en cuerpo, alma y corazón a esta aventura, y deberías sentirte orgullosa, independientemente de cuánto haya durado. Ahora que tu experiencia de lactancia ha terminado, ¡enhorabuena por todo el trabajo que has hecho! Ha llegado la hora del destete.

El destete se define como el acto o proceso de hacer que un bebé deje de alimentarse de leche materna y empiece a tomar otros alimentos, incluida la leche artificial. La frase clave es *hacer que*. Esto implica una elección consciente. Pero no todo lo que llamamos destete es una elección. El destete es una parte natural de la lactancia y comienza incluso cuando la lactancia va bien, en el momento en que le das a tu bebé alimentos sólidos a los seis meses. También puede producirse antes por motivos personales. Pero en muchos casos la lactancia materna termina aunque tú no lo quieras. Por ejemplo, tu bebé puede tener bajo tono muscular, o tú puedes enfermar. Los motivos por los que dejas de amamantar suelen ser consecuencia de factores médicos, fisiológicos y anatómicos que escapan a tu control. Una relación de lactancia que se desmorona cuando quieres seguir amamantando es muy diferente de una relación basada en la decisión consciente de dejar de amamantar. El fracaso de la lactancia no es lo mismo que el destete. El fracaso no es una elección.

En este capítulo haremos una diferencia entre las circunstancias del destete que escapan a tu control y las que son tu elección. También veremos cómo y cuándo empezar el destete, en función de la edad de tu bebé y de las circunstancias de tu vida.

Por último, hablaremos de cómo debes cuidarte durante y después del proceso.

Tipos de destete

Dudo a la hora de clasificar el destete en los grupos habituales, como el guiado por el bebé, el gradual y el repentino, porque el fracaso se agrupa con otros tipos de destete. No son lo mismo. Tu bebé puede dejar de mamar porque no está transfiriendo leche. Se le puede llamar destete guiado por el bebé, pero eso desestima la razón subyacente. Puedes dejar de amamantar porque se te acaba el suministro, pero eso no es lo mismo que elegir reducirlo. Hay una gran diferencia, emocional y física, entre querer dejar de amamantar y tener que hacerlo. La interrupción de la lactancia se divide con mayor precisión en dos grupos:

- ***No es tu decisión:*** Las razones en esta categoría para dejar de amamantar no son simplemente una opción. Suelen involucrar cuestiones médicas, anatómicas y fisiológicas subyacentes que le ponen fin a la lactancia por sí solas o te obligan a dejarla aunque tú no quieras.
  - El bebé deja de mamar por sí solo (de forma repentina o gradual), debido a una transferencia deficiente por un agarre superficial, bajo suministro, cambio del sabor de la leche o razones que nadie puede entender.
  - Tus pechos dejan de producir leche debido a un suministro bajo por naturaleza, una transferencia escasa por un agarre poco profundo, un embarazo u otros cambios hormonales.

- Tienes que tomar medicamentos que no son seguros para tu bebé, debido a una infección; problemas médicos como la depresión o el hipotiroidismo, cáncer, accidentes o urgencias.
- Te cuesta volver a quedarte embarazada, por lo que te sometes a tratamientos de fertilidad.
- Vuelves a menstruar, lo que cambia el sabor de la leche y puede reducir tu suministro.
- Tu bebé no puede digerir la proteína de la leche, un problema metabólico que requiere una fórmula especial.
- Contraes una enfermedad y necesitas cirugía u hospitalización por sufrir un cáncer, un accidente, una infección u otro padecimiento.

- ***Es tu decisión:*** Estos son ejemplos de situaciones en las que podrías continuar pero decides interrumpir la lactancia.
  - Produces muy poca leche (debido a un suministro bajo por naturaleza o porque has perdido el suministro debido a un agarre superficial, no vaciar los pechos con frecuencia u otros motivos), así que te dices a ti misma: ¿para qué molestarme?
  - Tienes dolores terribles por un agarre superficial, síndrome de Raynaud, acople inadecuado o todo lo anterior, a pesar de haber realizado frenotomías.
  - Tienes que volver al trabajo y no puedes o no quieres bombear leche. Quizá tu trabajo no lo permite, no tienes tiempo o viajas con frecuencia.
  - Quieres recuperar tu vida y tu cuerpo para poder comer y beber lo que deseas y tener tu propio horario.
  - Te vuelves a quedar embarazada y no quieres seguir con la lactancia.
  - Tú u otras personas de tu entorno pensáis que tu bebé es demasiado mayor. La decisión debería ser tuya, pero la presión social es real.
  - A tu bebé le salen dientes y eso te asusta. Los dientes no deberían significar el fin de la lactancia, pero tú decides.

- Tu bebé empieza el parvulario o la escuela primaria. Es broma. Más o menos.

Cuándo empezar el destete

Independientemente de la razón, siempre hay culpa cuando se deja la lactancia. Ver la boca bien abierta de tu bebé y sus enormes ojos hambrientos, y saber que no va a recibir el pecho, es desgarrador. Es aún peor si te obligan a dejar de hacerlo y tú no quieres. Debes saber que esta es solo la primera de muchas veces que tendrás que decirle que no a tu bebé. Puede que saberlo no lo haga más fácil, pero ten por cierto que gran parte de una buena crianza consiste en decepcionar a tu hijo.

El tiempo recomendado para la lactancia materna exclusiva por la Organización Mundial de la Salud (OMS) y la Academia Americana de Pediatría es durante los primeros seis meses. Es un buen punto de referencia, pero no es posible ni deseable para todo el mundo. Amamantar a tu bebé menos de seis meses no lo perjudica. Tampoco existe un tiempo máximo de lactancia, aunque la sociedad tiene sus propias opiniones. No hay por qué sentirse avergonzada de amamantar a un niño pequeño. Siempre que no estés obligada a dejar de hacerlo, tú decides cuánto tiempo es suficiente.

La mayoría de los bebés deciden dejar de mamar entre los nueve y los doce meses, pero algunos siguen más tiempo. Si tu bebé decide dejar de mamar antes de tiempo, lo más probable es que se deba a una disminución repentina de tu producción o a un cambio en el sabor de la leche, lo que ocurre cuando empiezas a menstruar. La mayoría de las veces no sabemos por qué los bebés dejan de mamar.

Cuando decides destetar, hay que tener en cuenta las dos partes de la lactancia materna: tu suministro y el apego de tu bebé a que le des el pecho. Si se produce un cambio importante en tu vida, como una mudanza o la vuelta al trabajo, es mejor destetar poco a poco para que tu bebé y tú podáis superar la transición con facilidad.

Intenta evitar el destete cuando le estén saliendo los dientes o esté enfermo, para que pueda tenerte a su lado consolándole en los momentos difíciles. Puede que empieces a destetarlo y luego cambies de opinión, o decidas destetarlo parcialmente de modo que solo amamante algunas veces al día. Todos los bebés son diferentes y tienen su propio modo de tolerar el destete. Puede ser una transición fácil o estresante.

Destete por razones médicas

Es posible que tengas un suministro abundante pero te veas obligada a interrumpirlo por una razón médica. Si tu bebé tiene alergia a la leche, por ejemplo, no podrás darle la tuya. Considera la posibilidad de donar a un banco de leche mientras reduces tu producción. Puede que tengas una enfermedad que te obligue a tomar una medicación que sea incompatible con la lactancia. Si es así, tendrás que bombear y deshacerte de la leche hasta que dejes de dar el pecho. Si tienes una enfermedad que de pronto detiene la producción de leche, al menos no tendrás que disminuir tu suministro. Algunas madres enferman y tienen que tomar un medicamento, como los esteroides, que detienen la producción. A otras les diagnostican enfermedades mortales o tienen que someterse a una intervención quirúrgica, por lo que la lactancia es lo último en lo que piensan. Cada caso es único, y deberías consultar a tu obstetra/ginecólogo o consultor de lactancia para reducir o interrumpir el suministro por razones médicas. Sea cual sea el motivo, interrumpir una producción abundante siempre es una gran decepción.

Cómo destetar

Debes realizar el destete según la cantidad de leche que tengas y la edad del bebé. A veces es más fácil cuando tiene menos de tres meses porque no está tan apegado como un bebé más grande. La clave es ir paso a paso, dándole a él y a tus pechos el tiempo que necesiten.

- ***De 0 a 6 meses:*** Desteta sustituyendo sesiones de lactancia por biberones. Empieza unas semanas antes de la fecha de destete o antes de las seis semanas del bebé, añadiendo uno o dos biberones al día. Si esperas a que tenga tres o cuatro meses para introducir los biberones, puede rechazarlos.

  Los biberones pueden contener leche materna o artificial. Abandona una sesión de amamantamiento cada tres o cuatro días para que el destete se complete a las dos semanas. Puedes darle los biberones, o puedes pedirle a otra persona que le dé el biberón si no lo acepta de ti.

  También tienes que bombear solo la cantidad suficiente de leche para evitar sentir incomodidad en los pechos, pero no lo suficiente para vaciarlos. Esto suele llevar tres minutos o menos. Haz lo contrario de lo que provoca que tus pechos sigan produciendo leche. Si estás destetando a tu bebé durante los primeros meses, debes reducir lentamente la lactancia y el bombeo para evitar la congestión, la obstrucción de conductos y la mastitis. Puede llevar más tiempo detener la producción de leche que dejar de darle el pecho, pero siempre puedes darle esa leche en un biberón. Si tu producción es incontrolable, puedes trabajar con un médico o consultor de lactancia y tomar suplementos o medicamentos para detener la producción de leche (ve al capítulo 11).
- ***De 6 a 12 meses:*** A los seis meses, puedes destetar a tu bebé con un biberón o pasar directamente al vaso de aprendizaje. Elige un vaso con boquilla a prueba de derrames. Recuerda que tu bebé necesita leche materna o de fórmula durante el primer año, por lo que debes sustituir gradualmente una sesión de pecho al día con un biberón o vaso. Lo más fácil es sustituir, primero, las tomas de primera hora de la mañana o durante el día. La lactancia antes de dormir suele ser la última en desaparecer. Alrededor de los nueve meses, los bebés suelen perder por sí solos el interés por amamantar. Nadie sabe por qué, pero puede ser en parte debido al interés creciente por el mundo exterior. Sin

embargo, a esa edad también pueden sufrir ansiedad por separación y apegarse a la mamá más que nunca. Puedes cambiar la lactancia por más atención y contacto piel con piel. Acurrucarse o leer juntos puede sustituir la oxitocina que ambos echaréis de menos, proveniente de la lactancia. También puedes distraerlo cuando pida el pecho con momentos de diversión o juegos de imaginación.

A los seis meses puedes empezar a introducir alimentos sólidos. Suele recomendarse, primero, el cereal de arroz enriquecido con hierro, porque es hipoalergénico. En cuanto a las alergias, si tienes antecedentes o tu bebé reaccionó a alimentos a través de la leche materna, lleva un diario de lo que le das de comer. Añade frutas y verduras coladas de una en una, esperando unos días entre cada una para ver si tiene una reacción.

Al principio, puedes probar una papilla de frutas y verduras que no sean demasiado dulces. Debes evitar añadir sal, que puede sobrecargar sus riñones. El brócoli, la batata, la zanahoria, la manzana o la pera son un buen comienzo.

También puedes probar con guisantes, calabaza, berenjena, espinacas, judías verdes y coliflor. Más adelante, puedes añadir plátanos, puré de bayas, piña, mango, melocotones y ciruelas. A partir de los siete meses, puedes ofrecer a tu bebé purés de carne, alimentos triturados y comida para picar. Evita los frutos secos, las uvas o cualquier cosa lo bastante pequeña como para causar asfixia. A medida que tu bebé crezca, puedes probar diferentes texturas y alimentos para comer con los dedos, o darle una cuchara para que intente comer solo. La leche de vaca entera y la miel solo son seguros después de que cumpla un año, así que evítalos hasta entonces. Los huevos y el pescado deben estar totalmente cocidos.

Puede que tu suministro sea más fácil de suprimir después de los seis meses. A menos que seas una gran productora, disminuir lentamente la lactancia dejando una sesión al día y sustituyéndola por un biberón de leche extraída o de fórmula puede conseguir el destete de tu bebé en dos semanas. Si tienes un suministro muy abundante y tienes que ir más despacio, no pasa nada. Cuanto más tarde destetes, más rápido se secará la leche, así que planifica teniendo en mente esa posibilidad. El capítulo 11 tiene una lista de suplementos, medicamentos y alimentos que pueden detener rápidamente la producción de leche.

- ***Más de un año:*** Después del año, tu bebé puede tomar leche de vaca u otros sustitutos lácteos enriquecidos. Puedes destetarlo directamente pasando del pecho a un vaso de aprendizaje, ya que todos los bebés deberían dejar el biberón al año. Por todo el tiempo que habéis pasado juntos, a veces es más difícil destetar a un niño que a un bebé más pequeño. Quizá puedas destetar la mayor parte de las tomas diurnas y solo darle el pecho antes de ir a dormir, sobre todo si dormís juntos. Ponerlo en su propia cama puede ayudar, pero tendrás que librar esa batalla por separado. Intenta dejar una sesión cada pocos días, acortando cada sesión y aumentando el tiempo entre tomas. Cuanto más activo sea, menos notará que se salta una sesión. Por el contrario, algunos niños pequeños simplemente se despiertan un día y quieren parar.

Destete parcial

Si tu producción ha disminuido o quieres limitar la lactancia, puedes reducir la cantidad de tomas de pecho a unas pocas sesiones al día. La lactancia materna no es todo o nada. Puede que quieras dar el pecho a primera hora de la mañana y una vez por la noche, lo que funciona bien si has vuelto a trabajar a un empleo de nueve a cinco. Tal vez prefieras amamantar solo una vez día y evitar directamente la extracción de leche. Algunas madres pueden mantener este ritmo durante meses e incluso años, dependiendo del suministro.

Depresión posterior al destete

Tanto si decides destetar como si te lo imponen, el proceso siempre desata emociones. Puede que te sientas aliviada por haber abandonado una situación difícil, pero también triste por la pérdida. Es posible que te sientas feliz de haber recuperado tu vida, pero culpable por elegirte a ti misma sobre tu bebé. El destete es un proceso cargado de emociones y, a veces, deprimente. No todos tus sentimientos se basan en lo que realmente está ocurriendo. Si has tenido una buena relación con la lactancia, pierdes oxitocina cuando dejas de amamantar. Si tu relación con la lactancia ha sido difícil, tienes un riesgo mayor de sufrir una depresión posparto hasta seis meses después de dejar de dar el pecho.

Los cambios hormonales son reales. Pueden hacerte sentir como si vivieras en el cuerpo de otra persona. Tu estado de ánimo puede cambiar de un día para otro, de una hora para otra, de un modo totalmente inexplicable. Tómatelo con calma. Este es el momento perfecto para hacer meditación, yoga o tener tiempo a solas, cualquier cosa que te ayude a encontrar tu centro de nuevo. No intentes manejar estas emociones tú sola. Como mínimo, habla con tu pareja, tus padres, tus amigos y tu red de apoyo. Tu *doula* o consultor de lactancia puede recomendarte grupos de apoyo. Tu médico puede derivarte a una terapia o tratamiento especializado.

Gratitud

Animo a todas las madres a que hagan un ritual para cerrar su viaje de lactancia. Empieza dando las gracias. Por tu bebé. Por el don de la maternidad. Por la capacidad de alimentar a tu bebé. Ninguna cantidad es demasiado pequeña. Ningún momento es demasiado corto. Tanto si tus sueños de lactancia se han hecho realidad como si te han roto el corazón, dar las gracias por lo que se te ha dado puede curar todas las heridas. Ahora eres una persona diferente. Independientemente de cómo terminaste alimentando a tu bebé, eres madre. Has creado vida.

Agradecimientos

Este libro ha estado escribiéndose durante dieciocho años, desde antes de que yo supiera que tenía que ser escrito. Estaré eternamente agradecida con mi agente, Iris Blasi, y con mi editora, Michele Eniclerico, que lo aceptó incluso cuando había demasiados libros sobre lactancia y mi perspectiva no era la habitual. Sin ellos y sin la gente de Rodale todavía estaría dando vueltas en círculos, luchando por salir. Quiero dar las gracias también a mi hija, por haberme enseñado la verdadera definición de maternidad.

Estoy en deuda con todos los expertos sobre lactancia, enfermeras, *doulas*, osteópatas y pediatras con los que he trabajado durante todos estos años y que me han enseñado tanto. Son demasiados para mencionarlos a todos. También lo estoy con todas las madres y padres que me confiaron a sus bebés.

Un especial agradecimiento a mis seres queridos, que valoraron todos mis esfuerzos y me enseñaron el verdadero significado de la amistad. Jodi Stein y Charlie Alterman, mis compañeros de toda la vida, por leer todo lo que escribí y decir que es lo mejor que habían leído nunca, incluso cuando no era así. A la doctora Yael Halaas, que predijo, cuando nos conocimos, que me mudaría a Nueva York y nos convertiríamos en mejores amigas, y que tuvo razón en todo. A Diane Moore, por ser la mejor hermana del mundo. Al doctor Darius Kohan y a Joe Agosta, dos de las personas más amables y generosas que he conocido.

Notas

Capítulo 2

1. Korsmo, H. W., X. Jiang y M. Caudill (2019), «Choline: Exploring the Growing Science on Its Benefits for Moms and Babies», *Nutrients* 11, n.º 8, agosto, p. 1.823, doi: 10.3390/nu11081823.

Capítulo 3

1. Sanches, M. (2004), «Clinical Management of Oral Disorders in Breastfeeding», *Jorno de Pediatria* 80, supl. n.º 5, noviembre, S155-62. doi: 10.2223/1249.

2. Weber, F., M. Woolridge y J. D. Baum (1986), «Ultrasonographic Study of the Organisation of Sucking and Swallowing by Newborn Infants», *Developmental Medicine & Child Neurology* 28, n.º 1, febrero, pp, 19-24. doi: 10.1111/j.1469-8749.1986.tb03825.x.

3. Sohn, M., Y. Ahn y S. Lee (2011), «Assessment of Primitive Reflexes in High-Risk Newborns», *Journal of Clinical Medical Research* 3, n.º 6, diciembre, pp. 285-90.

4. Geddes, D. T., L. Chadwick, J. Kent, C. Garbin y P. Hartmann (2010), «Ultrasound Imaging of Infant Swallowing During Breastfeeding», *Dysphagia* 25, n.º 3, septiembre, pp. 183-91, doi: 10.1007/s00455-009-9241-0.

5. Watson C. y W. Khaled (2008), «Mammary Development in the Embryo and Adult: A Journey of Morphogenesis and Commitment», *Development* 135, n.º 6, marzo, pp. 995-1.003, doi: 10.1242/dev.005439.

6. Uvnäs-Moberg, K. *et al.* (2020), «Maternal Plasma Levels of Oxytocin During Breastfeeding—A Systematic Review», *PLoS One* 15, n.º 8, e0235806, doi: 10.1371/journal.pone.0235806.

7. Gardner, H., J. Kent, C. T. Lai, L. R. Mitoulas, M. D. Cregan, P. Hartmann y D. Geddes (2015), «Milk Ejection Patterns: An Intraindividual Comparison of Breastfeeding and Pumping», *BMC Pregnancy Childbirth* 15, p. 156, doi: 10.1186/s12884-015-0583-3.

8. Prime, D. K., D. Geddes y P. E. Hartmann (2007), «Oxytocin: Milk Ejection and Maternal-Infant Well-Being», en *Textbook of Human Lactation*, editado por T. W. Hale y P. E. Hartmann, vol. 1. Amarillo, Texas, Hale Publishing, pp. 141-58.

9. Neville, M., T. McFadden y I. Forsyth (2002), «Hormonal Regulation of Mammary Differentiation and Milk Secretion», *Journal of Mammary Gland Biology and Neoplasia* 7, n.º 1, enero, pp. 49-66, doi: 10.1023/a:1015770423167.

10. Cox, D. B., R. A. Owens y P. E. Hartmann (1996), «Blood and Milk Prolactin and the Rate of Milk Synthesis in Women», *Experimental Physiology* 81, n.º 6, noviembre, pp. 1.007-20.

11. Peaker M. y C. J. Wilde (1996), «Feedback Control of Milk Secretion from Milk», Journal of Mammary Gland Biology and Neoplasia 1, n.º 3, julio, pp. 307-15. doi: 10.1007/BF02018083.

Capítulo 4

1. Doucet, S., R. Soussignan, P. Sagot y B. Schaal (2009), «The Secretion of Areolar (Montgomery's) Glands from Lactating Women Elicits Selective, Unconditional Responses in Neonates», *PLoS One 4*, n.º 10, e7579, doi: 10.1371/journal.pone.0007579.

2. Morton, J. «Hand Expression of Breastmilk», Stanford Medicine/ Newborn Nursery at Lucile Packard Children's Hospital, <https://med.stanford.edu/newborns/professional-education/breastfeeding/hand-expressing-milk.html>.

Capítulo 5

1. Fischer B. y P. Mitteroecker (2015), «Covariation Between Human Pelvis Shape, Stature, and Head Size Alleviates the Obstetric Dilemma», *Proceedings of the National Academy of Sciences of the United States of America* 112, n.º 18, mayo, pp. 5.655-5.660. doi: 10.1073/pnas.1420325112.

2. Sunderland, R. (1981), «Fetal Position and Skull Shape», *British Journal of Obstetrics and Gynaecology* 88, n.º 3, marzo, pp. 246-249, doi: 10.1111/j.1471-0528.1981.tb00976.x.

3. Ami, O., J. Maran, P. Gabor, E. Whitacre, D. Musset, C. Dubray, G. Mage y L. Boyer (2019), «Three-Dimensional Magnetic Resonance Imaging of Fetal Head Molding and Brain Shape Changes During the Second Stage of Labor» *PLoS One 14*, n.º 5, mayo, e0215721, doi: 10.1371/journal.pone.0215721.

4. Allen, J., J. Parratt, M. Rolfe, C. Hastie, A. Saxton y K. Fahy (2019), «Immediate, Uninterrupted Skin-to-Skin Contact and Breastfeeding After Birth: A Cross-Sectional Electronic Survey», *Midwifery* 79, diciembre, 102.535, doi: 10.1016/j.midw.2019.102535.

5. Kranke, P., T. Frambach, P. Schelling, J. Wirbelauer, C. Schaefer y U. Stamer (2011), «Anaesthesia and Breast-Feeding: Should BreastFeeding Be Discouraged?», *Anaesthesiologie Intensivmedizen Notfallmedizen Schmerztherapie* 46, n.º 5, mayo, pp. 304-311, doi: 10.1055/s-0031-1277971.

Capítulo 6

1. Uvnäs-Moberg, K., G. Marchini y J. Winberg (1993), «Plasma Cholecystokinin Concentrations After Breast Feeding in Healthy 4-DayOld Infants», *Archives of Disease in Childhood* 68, enero, pp. 46-48, doi: 10.1136/adc.68.1_spec_no.46.

Capítulo 9

1. Wu, M., R. Chason y M. Wong (2012), «Raynaud's Phenomenon of the Nipple», *Obstetrics & Gynecology* 119, n.º 2, pt. 2, febrero, pp. 447-449, doi: 10.1097/AOG.0b013e31822c9a73.

2. Watkins, S., S. Melter Broday, D. Zolnoun y A. Stuebe (2011), «Early Breastfeeding Experiences and Postpartum Depression», *Obstetrics & Gynecology* 118, n.º 2, pt. 1, agosto, pp. 214-221.

3. Pawluski, J., M. Li y J. Lonstein (2019), «Serotonin and Motherhood: From Molecules to Mood», *Frontiers in Neuroendocrinology* 53, abril, 100.742, doi: 10.1016/j.yfrne.2019.03.001.

Capítulo 10

1. Schlatter, S., W. Schupp, J. Otten, S. Harnisch, M. Kunze, D. Stavropoulou y R. Hentschel (2019), «The Role of Tongue-Tie in Breastfeeding Problems—A Prospective Observational Study», *Acta Paediatrica* 108, n.º 12, diciembre, pp. 2.214–2.221, doi: 10.1111/apa.14924.

2. Genna C. W, y E. V. Coryllos (2009), «Breastfeeding and Tongue-Tie», *Journal of Human Lactation* 25, n.º 1, febrero, pp. 111-112, doi: 10.1177/0890334409025001l501.

3. Ghaheri, B. A., M. Cole, S. C. Fausel, M. Chuop y J. C. Mace (2017), «Breastfeeding Improvement Following Tongue-Tie and Lip-Tie Release: A Prospective Cohort Study», *Laryngoscope* 127, n.º 5, mayo, pp. 1.217-1.223, doi: 10.1002/lary.26306.

Capítulo 11

1. Ramsay, D. T., L. R. Mitoulas, J. C. Kent, M. Larsson y P. E. Hartmann (2005), «The Use of Ultrasound to Characterize Milk Ejection in Women Using an Electric Breast Pump», *Journal of Human Lactation* 21, n.º 4, noviembre, pp. 421-428, doi: 10.1177/0890334405280878.

2. Prime, D. K., D. T. Geddes, D. L. Spatz, M. Robert, N. J. Trengove y P. E. Hartmann (2009), «Using Milk Flow Rate to Investigate Milk Ejection in the Left and Right Breasts During Simultaneous Breast Expression in Women», *International Breastfeeding Journal* 4, n.º 10, octubre, doi: 10.1186/1746-4358-4-10.

3. Prime, D. K., C. P. Garbin, P. E. Hartmann y J. C. Kent (2012), «Simultaneous Breast Expression in Breastfeeding Women Is More Efficacious than Sequential Breast Expression», *Breastfeeding Medicine* 7, n.º 6, diciembre, pp. 442-447, doi: 10.1089/bfm.2011.0139.

4. Demir, A. M., Z. Kuloglu, M. Berberoglu y A. Kansu (2015), «Euprolactinemic Galactorrhea Secondary to Domperidone Treatment», *Journal of Pediatric Endocrinology and Metabolism* 28, n.º 7-8, julio, pp. 955-956, doi: 10.1515/jpem-2014-0118.

5. Buffery P. J. y R. M. Strother (2015), «Domperidone Safety: A MiniReview of the Science of QT Prolongation and Clinical Implications of Recent Global Regulatory Recommendations», *New Zealand Medical Journal* 128, n.º 1.416, junio, p. 66-74.

6. Osborne, R. J., M. L. Slevin, R. W. Hunter y J. Hamer (1985), «Cardiac Arrhythmias During Cytotoxic Chemotherapy: Role of Domperidone», *Human Toxicology* 4, n.º 6, noviembre, pp. 617-626, doi: 10.1177/096032718500400608.

7. Chen, J. Q., H. Mori, R. D. Cardiff, J. F. Trott, R. C. Hovey, N. E. Hubbard, J. A. Engelberg, C. G. Tepper, B. J. Willis, I. H. Khan, R. K. Ravindran, S. R. Chan, R. D. Schreiber y A. D. Borowsky (2015), «Abnormal Mammary Development in 129:STAT1-Null Mice Is Stroma-Dependent», *PLoS One* 10, n.º 6, junio, e0129895, doi: 10.1371/journal.pone.0129895.

8. Zapantis, A., J. Steinberg y L. Schilit (2012), «Use of Herbals as Galactagogues», *Journal of Pharmacy Practice*, 25, n.º 2, abril, pp. 222-231, doi: 10.1177/0897190011431636.

9. Mortel M. y S. Mehta (2013), «Systematic Review of the Efficacy of Herbal Galactogogues», *Journal of Human Lactation* 29, n.º 2, mayo, pp. 154-162, doi: 10.1177/0890334413477243.

10. Bernard, N., H. Jantzem, M. Becker, C. Pecriaux, A. Bénard-Laribière, J. L. Montastruc, J. Descotes y T. Vial / French Network of Regional Pharmacovigilance Centres (2015), «Severe Adverse Effects of Bromocriptine in Lactation Inhibition: A Pharmacovigilance Survey», *British Journal of Obstetrics and Gynaecology* 122, n.º 9, agosto, pp. 1.244-1.251, doi: 10.1111/1471-0528.13352.

Capítulo 13

1. Jaafar, S. H., S. Jahanfar, M. Angolkar y J. J. Ho (2011), «Pacifier Use Versus No Pacifier Use in Breastfeeding Term Infants for Increasing Duration of Breastfeeding», *Cochrane Database of Systematic Reviews* 3, marzo, CD007202, doi: 10.1002/14651858.CD007202.pub2.

2. Kair, L. R., D. Kenron, K. Etheredge, A. C. Jaffe y C. A. Phillipi (2013), «Pacifier Restriction and Exclusive Breastfeeding», *Pediatrics* 131, n.º 4, abril, e1101-1117, doi: 10.1542/peds.2012-2203.